PRÉCIS

MATIÈRE MÉDICALE

ET DE THÉRAPEUTIQUE EXPÉRIMENTALES.

Lyon. — Imprimerie de DUMOULIN, RONET et SIBUET, quai St-Antoine, 33.

PRÉCIS

DE

MATIÈRE MÉDICALE

ET DE

THÉRAPEUTIQUE EXPÉRIMENTALES,

AU NIVEAU DE LA SCIENCE,

D'APRÈS LA NOUVELLE DOCTRINE MÉDICALE DU PROFESSEUR GIACOMINI ;

MIS A LA PORTÉE DE TOUT LE MONDE,

PAR N. X. GIVAUDAN,

Médecin.

LYON.

CHARLES SAVY JEUNE, LIBRAIRE-ÉDITEUR,
Quai des Célestins, N° 48.

PARIS.

J.-B. BAILLIÈRE, LIBRAIRE,
Rue de l'Ecole-de-Médecine.

1842.

PRÉFACE.

Le seul désir de nous rendre utile à l'humanité souffrante nous a fait un devoir d'offrir au public un résumé des connaissances actuelles sur l'efficacité des plus précieuses substances qui peuvent modifier les maladies ou rétablir la santé. C'est une tâche que nous nous sommes efforcé de remplir avec d'autant plus de zèle qu'il existe encore une immense lacune dans cette importante branche de l'art de guérir.

Ce *Précis de matière médicale et de thérapeutique expérimentales* repose sur une série nombreuse de faits bien observés, fondés sur les expériences que les plus habiles praticiens et physiologistes anciens et modernes, nationaux et étrangers, n'ont cessé de répéter sur les animaux et sur l'homme en santé et en maladie. Ces diverses expériences ont encore été passées en revue par le savant professeur Giacomini, qui a su réunir dans un corps de doctrine et à des principes fixes et déterminés toute notre matière médicale.

D'après les connaissances physiologiques dont nous sommes surtout redevables au célèbre Bichat, le principe de la vie oppose une réaction continuelle à l'action des corps extérieurs avec lesquels il est en contact; tout médicament introduit dans l'économie exerce sur ce même principe vital une certaine modification qui l'élève ou l'abaisse de son état primitif. Il résulte de là que l'état de santé doit dépendre et dépend en effet de la parfaite harmonie des fonctions organiques entre elles; mais, pour jouir de cette perfection, les organes n'ont besoin que d'un certain degré de vitalité; donc, plus la force vitale s'écarte de ce degré en s'élevant ou en s'abaissant, moins il doit exister d'harmonie dans les organes, et plus les fonctions doivent être dérangées.

La doctrine du professeur de Padoue, concernant la division et la véritable propriété des remèdes, nous fournit la facilité de remédier promptement à ces troubles plus ou moins sensibles qui caractérisent toute affection morbide.

Nous nous empressons de faire connaître à nos lecteurs cette précieuse, simple et facile classification. D'abord les remèdes sont divisés en deux grandes classes ; ceux qui appartiennent à la première classe, jouissant de la propriété d'élever la vitalité au dessus de son état primitif, sont appelés *hypersthéniques*, du grec υπερ, *au delà*, et σθενος, *force*, expression par laquelle les Browniens désignaient l'exaltation vitale.

Et ceux qui appartiennent à la deuxième classe, destinés à abaisser l'exaltation de la vitalité qui constitue toute affection inflammatoire, sont désignés sous le nom d'*hyposthéniques*, du grec υπο, *au dessous*, et σθενος, *force*.

Chacune de ces deux classes est subdivisée en plusieurs ordres qui indiquent des hypersthénisants et des hyposthénisants cardiaco-vasculaires, vasculo-cardiaques, céphaliques, spinaux, gastro-entérites et lymphatico-glandulaires, selon que chaque médicament qui appartient à ces subdivisions influe plus particulièrement sur le cœur, les vaisseaux sanguins, le cerveau, la moelle épinière, l'estomac et le système glandulaire ou lymphatique.

Cette nouvelle division des médicaments, rationnelle, simple et facile à toutes les intelligences, remplace, avec un immense avantage, l'ancienne et vague division des remèdes en toniques, astringents, diurétiques, purgatifs, vomitifs, etc., etc. Chaque organe ou appareil d'organes possède un remède particulier, selon que la maladie qui l'affecte dépend d'un excès de force ou d'un état de faiblesse.

Chaque jour nous sommes témoins de l'action élective des médicaments sur tel organe ou appareil plutôt que sur tel autre, selon la forme, la structure des tissus et les fonctions qui appartiennent à chaque partie de l'organisme; d'où ils suit qu'un organe quelconque de l'économie sent plus particulièrement et plus promptement l'action de tel ou tel remède.

Les auteurs de matière médicale appellent *remède* toute substance qui jouit de la propriété de modifier l'état actuel d'un ou de plusieurs de nos organes, et qu'on emploie dans le traitement des maladies. Il est difficile, disent-ils, d'établir une distinction rigoureuse entre les médicaments et les aliments. M. Barbier a donné comme caractère distinctif des médicaments, de n'être point décomposés et transformés en chyle par l'action de l'estomac, mais de modifier l'état de cet organe, tandis que les aliments sont digérés et transformés en chyle. Les différences, disent-ils encore, entre les médicaments et les poisons ne sont pas plus tranchées. M. Orfila (*Médecine légale,* tom. II, p. 3) « appelle *poisons* tout corps qui « détruit la santé ou anéantit entièrement la « vie lorsqu'il est pris intérieurement ou appli- « qué de quelque manière que ce soit sur un « corps vivant et à très-petite dose. »

Nous jugeons ici indispensable de faire connaître à nos lecteurs l'opinion de l'illustre professeur de Padoue, sur la définition du remède ou médicament, et ce qui le distingue de l'aliment, du poison et des agents méca- niques. Voici comment il s'exprime :

« Nous appelons remède, médicament, toute « substance capable de changer d'une manière « plus ou moins durable la manière d'être de « l'organisme vivant après être entré dans « l'assimilation organique. — Par assimilation « organique j'entends ce travail par lequel les « corps extérieurs qui sont introduits dans « l'économie, sont mêlés à la lymphe et au « sang, et forment avec ce dernier un seul

« liquide. — Le corps étranger qui est entré
« en assimilation perd aussitôt ses qualités
« physiques premières pour revêtir en partie
« celles de la lymphe et du sang. La lymphe
« et le sang, qui ont reçu dans leur compo-
« sition ce nouveau corps, acquièrent à leur
« tour, pendant quelque temps, une compo-
« sition et des propriétés nouvelles. — C'est
« en cela que consiste le travail d'assimilation.
« Ce travail n'est pas, ainsi qu'on le conçoit,
« le résultat d'un acte instantané, c'est, au
« contraire, le produit d'une élaboration gra-
« duée et plus ou moins durable; elle n'est
« accomplie et terminée que lorsque la nou-
« velle substance est devenue homogène et
« indifférente à la fibre vivante. C'est ainsi
« que les principes de la contagion sont assi-
« milés : les quelques molécules de la conta-
« gion passent d'un organisme infecté dans
« un organisme sain; elles s'insinuent petit à
« petit dans la lymphe et le sang, et par ce
« dernier dans tous nos organes; les sécré-
« tions présentent elles - mêmes quelquefois
« aussi la propriété contagieuse qui leur est
« communiquée par le sang; mais ce travail
« d'assimilation continuant, les particules con-

« tagieuses deviennent tellement homogènes
« au sang qu'elles perdent leur propriété pri-
« mitive ; la contagion s'épuise, en d'autres
« termes. Il en est de même de toute substance
« médicamenteuse, c'est-à-dire qu'elle n'est
« remède, ou, pour mieux dire, n'exerce ses
« propriétés pharmaceutiques, qu'en ce que,
« entrée en assimilation, elle change pendant
« un certain temps les propriétés du sang et
« des autres humeurs. — C'est en cela que le
« remède se distingue de l'aliment, du poison
« et des agents mécaniques :

« De l'aliment ; car l'assimilation de ce der-
« nier s'accomplit presque en un instant, et
« le sang qui l'a reçu ne change pas ses prin-
« cipes, ou du moins ses qualités ne changent
« que fort peu ; encore ce changement n'a
« lieu que dans les limites ordinaires de la
« santé, tandis que le changement produit par
« le médicament sort de ces limites ; il donne
« lieu à un état maladif, ou bien détruit un
« état morbide préexistant. Aussi l'aliment,
« s'il est pris en quantité immodérée, ne peut
« se soumettre complètement à l'assimilation
« organique ; son excès doit par conséquent
« devenir puissance nuisible ou remède.

« Du poison proprement dit; le remède ne se
« distingue, à la rigueur, que par le degré; là
« effectivement l'assimilation organique n'est
« pas assez énergique, ou n'a pas assez de
« temps pour en surmonter l'action; dans le
« cas de remède, au contraire, la force orga-
« nique a toujours le dessus plus ou moins
« promptement. On voit la véritable diffé-
« rence entre le poison et le remède, et com-
« ment chacune de ces substances peut se
« convertir dans l'autre.

« Le médicament, enfin, diffère de l'agent
« mécanique en ce que ce dernier agit indé-
« pendamment de l'assimilation organique.
« Une substance inassimilable qui serait di-
« rectement injectée dans les veines, et qui
« dans ce mélange conserverait ses propriétés
« physico-chimiques primitives, ne pourrait
« être regardée que comme un agent méca-
« nique. »

Quoiqu'à la suite de l'histoire de chaque
remède nous ayons fait connaître la dose
ordinaire, qu'on peut administrer sans danger, il est néanmoins prudent que, dans l'emploi de certaines substances, on commence
toujours par une petite dose, que l'on aug-

mente graduellement selon la gravité de la maladie et le degré de tolérance du malade. Ce degré de tolérance indiqué dans l'introduction, à chaque classe de remèdes, est surtout caractérisé par la cessation des principaux symptômes de l'affection morbide; mais, quoique la condition pathologique ait disparu, que le malade se trouve hors de danger, l'organe qui a été le siége de l'affection n'est pas aussitôt remis, il faut pour cela une succession plus ou moins longue de sécrétions et d'excrétions. On peut alors suspendre tout remède, se borner à un régime convenable, à quelques soins hygiéniques, et confier la terminaison de la maladie aux seuls efforts de la nature.

La simplicité de nos formules nous dispense de donner ici les règles sur l'art de formuler qu'on lit ordinairement dans les traités de matière médicale. Nous avons fait connaître dans le cours de l'ouvrage les différentes manières d'employer les substances médicamenteuses, selon leur qualité, leur forme, leur quantité, les régions où l'on doit les appliquer, la nature de l'excipient (l'excipient sert toujours de véhicule, il est ordinairement liquide), et le degré de consistance qu'on veut leur donner. Nous ne nous occuperons pas non plus des diverses compositions chimiques qu'on trouve toutes prêtes dans les pharmacies. Il ne nous reste donc à parler que de quelques préparations qui facilitent l'emploi des remèdes à toutes les personnes que des motifs d'intérêt, d'amitié ou de charité appellent auprès des malades.

Les préparations les plus ordinaires s'opèrent par dissolution.

On peut dissoudre une substance médicamenteuse de plusieurs manières : 1° par macération, en laissant agir le liquide, pendant un certain temps et à une température ordinaire, sur le corps que l'on veut dissoudre ; si on le laisse plus longtemps et à une température de 33 à 40° centigrades, on obtient la dissolution par digestion.

L'infusion consiste à verser un liquide chaud sur le corps dont on veut obtenir le principe médicamenteux.

L'on fait une décoction en laissant bouillir plus ou moins longtemps le remède avec le liquide.

Les apozèmes subissent la même préparation, mais, étant plus chargés de médicaments, ils ne constituent pas, comme ces dernières, la boisson ordinaire des malades.

Au moyen de ces divers procédés, on prépare des teintures, des infusions, des décoctions, des tisanes, des bouillons, des eaux minérales artificielles, des sirops, etc.

Ainsi les mélanges consistent à unir plusieurs substances pour obtenir un médicament composé ; ces mélanges peuvent être aussi sous forme solide. Les poudres, dont la préparation est la plus simple, offrent également l'avantage de conserver presque tous les principes des médicaments. On les administre rarement seules, on les mêle avec un liquide, du sirop, du miel, etc., pour en former des saccharolés, des pastilles, des pilules ou des bols.

On appelle saccharolés ou oléo-saccharolés (*oleo-saccharum*) les poudres qui résultent de l'union d'une huile volatile avec du sucre.

Les pastilles sont des saccharolés solides, hémisphériques, obtenus en coulant goutte à goutte sur du marbre ou une plaque de fer-blanc un mélange fondu de sucre et d'un corps médicamenteux, ou du sucre cuit à la plume aromatisé avec une huile volatile.

Les pilules sont de petites masses de forme sphérique, de consistance solide ou molle, du poids de cinq à vingt-cinq centigrammes. Les malades les avalent sans les mâcher. C'est aussi la forme qui convient le mieux, sous plusieurs rapports, à l'administration de presque tous les remèdes; elle réunit à l'exacte division des médicaments l'avantage d'en masquer le goût et de ne pas trop s'altérer avec le temps.

On appelle *bols* les pilules qui excèdent le poids de 25 à 30 centigrammes.

Parmi les mélanges liquides on doit aussi comprendre les émulsions, les loochs, les juleps, les potions, les gargarismes, les fomentations, les lotions et les injections.

Les émulsions constituent un liquide blanc et laiteux qui résulte d'une certaine quantité d'huile suspendue dans l'eau moyennant une certaine quantité de mucilage et du sucre. On les prépare avec des semences huileuses et plus ordinairement avec des noyaux d'amandes, de la gomme arabique, etc.

En ajoutant du mucilage pour augmenter la consistance de l'émulsion, on obtient le looch.

Les juleps, dans la composition desquels entre beaucoup de sirop, sont d'une consistance visqueuse et oléagineuse.

Les potions sont le résultat du mélange d'autres liquides, tels que les décoctions, les infusions, etc.

Les mixtures sont un mélange de plusieurs liquides au moyen de l'agitation. On ne les donne que par cuillerée, parce qu'ordinairement elles sont composées de substances actives.

Les gargarismes sont des mélanges liquides qui servent à se rincer la bouche et l'arrière-bouche dans les maladies de la muqueuse gutturale ; on les rejette ensuite sans rien avaler.

Les collyres sont des préparations médicinales qu'on emploie dans les maladies des yeux ; ils sont secs, mous ou liquides, c'est-à-dire qu'ils sont en poudre impalpable, qu'on insuffle dans l'œil, ou sous forme de pommade, ou composés de liquides distillés , ou de dissolutions salines.

Les fomentations consistent à appliquer sur les parties malades des linges imbibés dans une décoction ou infusion chaude. On lès appelle lotions si avec le même liquide on lave à plusieurs reprises les parties douloureuses.

Les injections consistent à introduire un liquide approprié dans une cavité naturelle ou accidentelle du corps, au moyen d'une seringue, et le lavement, à introduire le liquide dans le gros intestin.

Les cataplasmes et les sinapismes constituent les mélanges mous. Les cataplasmes se préparent en délayant dans un liquide bouillant de la farine de graines de lin ou d'autres poudres, des pulpes, de la mie de pain, etc. On les appelle sinapismes lorsqu'on les prépare avec la farine de moutarde.

Les mélanges gras entrent dans la composition des emplâtres, du cérat, des pommades, des onguents, des liniments et des suppositoires. Ces diverses compositions ne sont employées que pour l'usage externe.

L'emplâtre se compose de substances résineuses, huileuses et grasses, tels que l'emplâtre vésicatoire, l'emplâtre diapalme, de poix de Bourgogne, etc.

Le cérat est un composé de substances huileuses et de beaucoup de cire; on l'étend sur de la charpie ou sur une toile qu'on applique sur le mal.

Les pommades résultent de l'union d'un ou de plusieurs médicaments avec de la graisse, de l'huile ou du beurre réduits à la consistance du miel. On les emploie en frictions.

Les onguents, d'une consistance plus grande que celle des pommades, résultent de la combinaison d'un corps gras et d'une résine. Il est important que les corps gras qui entrent dans la composition des pommades et des onguents soient aussi frais que possible.

Les liniments, d'une consistance moindre que les pommades, sont composés d'une huile fixe qui sert d'excipient à un remède actif.

Le suppositoire, destiné à être introduit dans le rectum, est un corps solide, mou, de forme conique, du volume du petit doigt, est préparé au moyen de pommade, de cérat ou du beurre frais appliqués sur des mèches de charpie, ou bien avec un morceau de savon convenablement taillé.

RAPPORT DES MESURES DE CAPACITÉ NOUVELLES AVEC LES ANCIENNES.

Un litre équivaut à 1,000 gram., ou 1 kilogr.,
 ou 2 livres 5 gros 35 grains.
Un décalitre équivaut à 100 gram. 3 onces
 2 gros 10 grains.
Un centilitre équivaut à 10 gram. 2 gros
 44 grains.
Une pinte équivaut à 1,000 gram., ou 1 kilog.,
 ou 2 livres environ (un peu moins d'un litre).
Une chopine (demi-pinte) équivaut à 500
 grammes, ou 1 livre.
Un demi-setier (quart de pinte) équivaut à
 250 gram. ou demi-livre,
Un poisson (huitième de pinte) équivaut à
 125 gram. ou 4 onces.

RAPPORT DES POIDS ANCIENS ET DES NOUVEAUX.

La livre ℔ équivaut à 16 onces ou 500 gram.
L'once ℥ équivaut à 8 gros ou   31,2
Le gros ʒ équivaut à 3 scrupules ou   3,9
Le scrupule ℈ équivaut à 24 grains ou 1,30
Le grain ɢ équivaut à   0,054

TABLEAU COMPARATIF DU KILOGRAMME AVEC LA LIVRE POIDS DE MARC ET LA LIVRE MÉTRIQUE.

GRAMM.	CENTIG.		LIVRE POIDS DE MARC.				LIVRE MÉTRIQUE.			
			liv.	onc.	gros.	grains.	liv.	onc.	gros.	grains.
0,01	ou 1	vaut	0	0	0	0,19	0	0	0	0,18
0,02	2		0	0	0	0,38	0	0	0	0,37
0,03	3		0	0	0	0,56	0	0	0	0,55
0,04	4		0	0	0	0,75	0	0	0	0,74
0,05	5		0	0	0	0,94	0	0	0	0,92
0,06	6		0	0	0	1,13	0	0	0	1,11
0,07	7		0	0	0	1,32	0	0	0	1,29
0,08	8		0	0	0	1,51	0	0	0	1,47
3,09	9		0	0	0	1,69	0	0	0	1,66
0,1	1 décig.		0	0	0	1,88	0	0	0	1,84
0,2	2		0	0	0	3,77	0	0	0	3,69
0,3	3		0	0	0	5,65	0	0	0	5,53
0,4	4		0	0	0	7,53	0	0	0	7,37
0,5	5		0	0	0	9,41	0	0	0	9,21
0,6	6		0	0	0	11,30	0	0	0	11,06
0,7	7		0	0	0	13,18	0	0	0	12,90
0,8	8		0	0	0	15,06	0	0	0	14,74
0,9	9		0	0	0	16,94	0	0	0	16,59
1	1 gram.		0	0	0	18,83	0	0	0	18,43
2	2		0	0	0	37,65	0	0	0	36,86
3	3		0	0	0	56,48	0	0	0	55,29
4	4		0	0	1	03,31	0	0	1	01,72
5	5		0	0	1	22,14	0	0	1	20,15
6	6		0	0	1	40,96	0	0	1	38,58
7	7		0	0	1	59,79	0	0	1	57,01
8	8		0	0	2	6,62	0	0	2	03,44
9	9		0	0	2	25,44	0	0	2	21,89

GRAMM.	CENTIG.	LIVRE POIDS DE MARC.				LIVRE MÉTRIQUE.			
		liv.	onc.	gros.	grains.	liv.	onc.	gros.	grains.
10	1 décag.	0	0	2	44,27	0	0	2	40,32
20	2	0	0	5	16,54	0	0	5	8,64
30	3	0	0	7	60,81	0	0	7	48,96
40	4	0	1	2	33,09	0	1	2	17,28
50	5	0	1	5	5,36	0	1	4	57,60
60	6	0	1	7	49,63	0	1	7	25,92
70	7	0	2	2	21,90	0	2	1	66,24
80	8	0	2	4	66,17	0	2	4	34,56
90	9	0	2	7	38,44	0	2	7	2,88
100	1 hect.	0	3	2	10,71	0	3	1	43,2
200	2	0	6	4	21,43	1	6	3	14,4
300	3	0	9	6	32,14	1	9	4	57,6
400	4	0	13	0	42,86	1	12	6	28,8
500	5	1	0	2	53,57	1	0	0	00,0
600	6	1	3	4	64,29	1	3	1	43,2
700	7	1	6	7	3	1	6	3	14,4
800	8	1	10	1	13,72	1	9	4	57,6
900	9	1	13	3	24,43	1	2	6	28,8
1,000	1 kilog.	2	0	5	35,15	2	0	0	00,0

Les personnes qui ne sont pas encore parfaitement initiées à la connaissance du nouveau système des poids et mesures nous sauront gré d'avoir placé ici un tableau comparatif des poids nouveaux avec les anciens.

Enfin, pour rendre notre ouvrage aussi complet que possible, nous l'avons divisé en deux parties ; la première comprend l'histoire

des médicaments avec leurs propriétés physico-chimiques, leurs doses et les maladies
dans lesquelles ils ont été reconnus efficaces
par les plus célèbres praticiens; mais après
avoir fait connaître les diverses propriétés
des remèdes dans telle ou telle maladie, nous
ne pouvions nous dispenser de donner la
description des symptômes de ces mêmes
maladies, c'est ce qui fait l'objet de la deuxième
partie. Parmi les divers ouvrages que nous
avons consultés à cet effet, nous n'avons rien
trouvé de plus convenable que la méthode
complète pour guérir toutes les maladies avec
leurs descriptions exactes et leurs symptômes,
que l'illustre Sydenham composa lui-même
avec tout le soin et l'exactitude possibles.

Si nous avons conservé quelques-unes des
formules de cet illustre praticien, c'est afin
qu'on puisse comparer leur complication, où
entraient une foule de remèdes d'action différente, avec la simplicité des nôtres, et se
convaincre par là des satisfaisants progrès
qui viennent de s'opérer dans notre matière
médicale.

PRÉCIS

DE

MATIÈRE MÉDICALE

ET DE

THÉRAPEUTIQUE EXPÉRIMENTALES.

Classe Première.

REMEDES HYPERSTHÉNIQUES.

Les médicaments qui appartiennent à cet ordre jouissent de la propriété d'élever la vitalité au dessus de son état primitif.

En effet, si dans l'état de santé l'on prend une dose modérée d'une substance hypersthénisante, comme par exemple de l'alcool, il se manifeste une série de phénomènes qui caractérisent son action dynamique ; c'est, en général, plus de gaîté, d'agilité, de vivacité dans l'imagination ; les pulsations du cœur sont plus fortes, plus frequentes, en un mot, toutes les fonctions sont élevées au dessus de leur état ordinaire. Mais on observe des phénomènes de nature opposée, si la dose de l'alcool est plus élevée, ou si l'âge, le sexe et le tempérament du sujet le mettent dans la condition de n'en pouvoir supporter les effets. Les mouvements cessent alors d'obéir à la volonté, il survient de la somnolence, le pouls se concentre et devient petit, la digestion se dérange et des vomissements se déclarent.

Enfin, si la dose est encore augmentée, le sujet tombe dans le délire et meurt victime de l'action dynamique du remède.

Chez l'homme malade, les effets hypersthénisants varient aussi selon l'âge, le sexe, le tempérament, etc.; de plus, il peut exister chez lui un état d'hyposthénie; alors le remède hypersthénique ne produit les troubles dont nous venons de parler, qu'après avoir dissipé la faiblesse qu'une partie de l'action du remède est employée à détruire; cette partie d'action est toujours proportionnée à la gravité de l'hyposthénie. Tel est le principe de la loi de tolérance pour des doses prodigieuses de certains remèdes chez le malade, qui, chez l'homme en santé, seraient capables de déterminer les plus grands désordres et même la mort. Dans quelques inflammations externes, lentes et opiniâtres, qui se trouvent dans des circonstances telles qu'il n'y a pas de danger de les exaspérer, les remèdes hypersthénisants sont fréquemment employés pour les raviver et en hâter la résolution. En effet, les périodes de l'inflammation sont d'autant plus courtes qu'elle est plus aiguë.

ORDRE PREMIER.

Hypersthénisants cardiaco-vasculaires.

Nous avons observé que toute substance médicinale portait son action sur toute l'économie, mais que cette action se faisait plus particulièrement sentir sur tel organe ou appareil d'organes, que sur tel autre, selon son activité dynamique.

Les remèdes hypersthénisants, appelés *cardiaco-vasculaires*, qui appartiennent au premier ordre, exercent plus particulièrement leur action sur le cœur et les vaisseaux sanguins.

AMMONIAQUE.

(AMMONIACA.)

L'ammoniaque, connue aussi sous le nom d'*alcali volatil* ou *esprit de sel ammoniac*, est formée d'un volume d'azote et trois d'hydrogène. Elle est incompatible avec les acides, les sels métalliques et l'alun. Mêlée à un tiers de son poids d'eau, elle prend le nom d'*ammoniaque liquide* ou *alcali fluor*.

L'action de cet agent thérapeutique a été trouvée efficace par les médecins Murray, Fremy, Chaussier, Frank, etc., etc., dans l'empoisonnement par l'acide prussique, l'eau distillée de laurier cerise, la strychnine, le seigle ergoté, les champignons, et autres substances hyposthénisantes que nous ferons connaître plus loin. M. Bernard de Jussieu et autres en ont reconnu l'avantage dans la morsure de la vipère et d'autres animaux vénimeux. Dans les cas d'asphyxie, surtout par immersion, on la fait inspirer et on l'emploie sous forme de lotion sur la colonne vertébrale. On la place sous les narines et on l'applique aux tempes dans les évanouissements et les syncopes. On l'administre en lavement, à la dose de 30 à 40 gouttes, dans les coliques venteuses occasionnées par la présence de l'acide carbonique (1). Dose à l'intérieur dans les cas d'empoisonnement, 3 cuillerées chaque quart-d'heure

(1) A la dose d'une cuillerée dans du lait, l'alcali fluor guérit instantanément, chez les bêtes à cornes, les coliques et les gonflements du ventre produit par certains pâturages, tels que les trèfles, etc.

d'un mélange de 12 grammes d'ammoniaque dans un demi-kilogramme d'émulsion de gomme arabique, dans un vase hermétiquement fermé. Et, dans les cas ordinaires, 2 cuillerées chaque demi-heure d'un mélange de 50 centigrammes d'ammoniaque liquide, dans un demi-kilogramme d'eau ou de vin doux. Pour les morsures, en lotion, et à l'intérieur à la dose des cas ordinaires.

La grande volatilisation de cette substance ne permet pas de la mêler avec un liquide chaud.

SOUS-CARBONATE D'AMMONIAQUE.

(SUB-CARBONAS AMMONIÆ)

Le sous-carbonate d'ammoniaque, sel volatil d'Angleterre, alcali volatil concret, n'existe pas dans la nature; il se forme spontanément dans les matières animales en putréfaction.

Il est composé de 56,41 d'acide carbonique, 43,59 d'ammoniaque, et de l'eau dans la proportion d'1/8 à 1/12.

Quoique les propriétés dont jouit ce sel soient moins énergiques que celles de l'ammoniaque, on l'administre dans les mêmes cas, à dose un peu plus élevée.

Les médecins anglais en font un fréquent usage dans les cas de convulsions produites, chez les enfants, par le travail de la dentition, et surtout lorsqu'il y a acidité des premières voies.

L'on administre ordinairement ce sel de la manière suivante : Mêlez, dans un vase hermétiquement fermé, 3 centigrammes de sous-carbonate d'ammoniaque, 25 centigrammes de sel volatil de corne de cerf et un demi-kilogramme de vin généreux, à prendre une cuillerée chaque quart-d'heure.

ORDRE II.

Hypersthénisants vasculo-cardiaques.

—

Ces remèdes, dont les caractères diffèrent peu de ceux de l'ammoniaque, agissent plus spécialement sur l'extrémité des vaisseaux sanguins.

ÉTHERS.

(ÆTHER.)

On nomme *éther* des composés qui résultent toujours de l'action des acides sur l'alcool. On compte un grand nombre d'éthers; nous ne parlerons ici que de l'éther sulfurique, parce qu'il est le plus communément employé en médecine, et qu'il offre le mieux les qualités éthérées.

L'action mécanique des éthers sur nos tissus est de peu d'importance et se dissipe promptement.

L'usage de l'éther a été préconisé par quelques auteurs dans l'empoisonnement par des substances hyposthénisantes, telles que la strychnine, les champignons, etc. Mais dans ces cas il est prudent de recourir à d'autres hypersthéniques d'une action plus durable, comme aux prépararations d'opium, à l'alcool, etc. L'on s'en sert en inspiration dans les évanouissements et les syncopes. Contre le tænia (vers solitaire), à la dose de 4 grammes dans 150 grammes d'émulsion de gomme arabique, à prendre en deux fois, à demi-heure d'intervalle. De suite après, le malade prendra un lavement avec 6 grammes d'éther dans 150 grammes de la même émulsion, et une heure après, il avalera 60 grammes d'huile de ricin.

La liqueur d'Hoffman se compose d'une partie d'éther sulfurique et de trois parties d'alcool; elle jouit des mêmes propriétés que l'éther, quoique son action soit plus durable. On l'administre à la dose de 6, 8 à 10 gouttes à la fois, plusieurs fois par jour.

ORDRE III.

Hypersthénisants céphaliques.

Remèdes dont l'action se fait sentir sur tout le système cérébro-spinal, et plus particulièrement sur le cerveau, la partie postérieure de la moelle allongée et épinière.

OPIUM.

(OPIUM.)

L'opium est un suc concret extrait du pavot somnifère (*papaver somniferum*, Cl. polyandrie, Lin.), originaire de l'Orient, cultivé depuis longtemps en Europe.

L'emploi de cette substance doit être réservé pour combattre les convulsions et les douleurs hyposthéniques occasionnées par une foule de substances vénéneuses de la classe des hyposthénisants, telles que l'acide prussique, la noix vomique, la belladone, la jusquiame, etc., ou par d'autres causes qui agissent en soustrayant le stimulus, comme l'air froid, la glace, la faim, etc. Dans celles qui dépendent d'une cause mécanique ou d'un état inflammatoire, l'opium n'est qu'un palliatif trompeur; on trouvera les vrais remèdes dans les hyposthénisants céphaliques.

La dose ordinaire est de 2 centigrammes à 1 décigramme dans les vingt-quatre heures, selon les besoins de la répétition; on dépasse la dose si l'on combat un empoisonnement par cause hyposthénique.

Dans la colique saturnine, Stoll en administra 6 décigrammes une nuit, et 3 à 4 décigrammes par vingt-quatre heures les jours suivants.

Le laudanum de Sydenham s'administre à la dose de 20 gouttes dans 180 grammes d'eau de cannelle, à prendre une cuillerée toutes les deux heures.

Les sirops diacode et de morphine, de 15 à 30 grammes par jour.

Antidotes : les acides, et particulièrement le vinaigre.

MORPHINE.

Sertnuerner a découvert dans l'opium une substance alcaline (*la morphine*) dont les propriétés médicinales et vénéneuses sont plus intenses que celles de l'opium même.

Elle est formée de 6,2 d'hydrogène, 72,2 de carbone, 4,9 d'azote et 16,7 d'oxygène; elle est soluble dans l'alcool, et surtout à chaud.

La morphine, d'une action très-héroïque, a été

employée dans quelques affections hyposthéniques, comme dans l'empoisonnement par la noix vomique et autres substances hyposthénisantes, comme un excellent correctif de l'iode dans le diabétès.

Enfin ce sel jouit des mêmes propriétés que l'opium, mais à un degré plus élevé.

Parmi les sels qu'on prépare avec la morphine, l'acétate, le sulfate et le chlorydrate sont le plus en usage.

La dose de la morphine et de ses composés est, par bouche et plus généralement par la méthode endermique, de 2 milligrammes à 1 centigramme, qu'on peut répéter au besoin dans les vingt-quatre heures. On doit mettre la plus grande circonspection dans l'augmentation des doses, afin d'éviter les empoisonnements.

Solution : acétate de morphine, 1 centigramme ; eau distillée, 120 grammes ; acide acétique, 10 gouttes ; mêler. A prendre une cuillerée toutes les deux heures. — Pilules : sulfate de morphine, 5 centigrammes ; eau distillée, 6 gouttes ; faites dissoudre, ajoutez mie de pain et sucre quantité suffisante pour faire 8 pilules, à prendre une chaque trois heures.

Le sirop d'acétate de morphine, par M. Magendie, s'administre à la dose d'une cuillerée à café toutes les trois heures.

ORDRE IV.

Hypersthénisants spinaux ou rachidiens.

—

Les hypersthénisants spinaux portent leur action sur tout le système cérébro-spinal, et plus spécialement sur le cervelet, la partie antérieure de la moelle épinière et allongée, et les nerfs moteurs.

ALCOOL.

(SPIRITUS VINI RECTIFICATUS.)

L'alcool est un des produits de la fermentation vineuse ; on le prépare en distillant les diverses liqueurs fermentées qui le contiennent, mais plus particulièrement du vin, du cidre et de la bière.

L'alcool concentré et mêlé à une partie égale d'eau, prend le nom d'*eau-de-vie ;* si on le tire du suc des cannes à sucre, il s'appelle *rhum.*

Le tafia et le kirch-wasser se préparent par la fermentation et la distillation de la melasse et de cerises noires pilées avec leurs noyaux.

D'après Julia de Fontenelle, l'alcool pur, absolu, est composé de deux volumes de gaz hydrogène percarboné et d'autant de vapeur d'eau.

L'action mécanique de l'alcool est de contracter, de durcir les parties sur lesquelles on l'applique.

On le prescrit à l'intérieur dans les mêmes cas que l'ammoniaque et les éthers, à la dose de 8, 12, jusqu'à 30 grammes, selon la gravité des cas, dans de l'eau de fontaine 180 grammes, et miel purifié 15 grammes.

A l'extérieur, il est d'un secours précieux dans le début des inflammations produites par accident, lorsqu'on veut augmenter l'état inflammatoire d'une partie pour en accélérer la marche ou la résolution, ou pour obtenir l'adhésion des parties écartées. Il arrête le sang, appliqué sur les blessures, les déchirures, sur les muqueuses saignantes. A cause de sa volatilisation, on s'en sert en lotion sur des inflammations externes.

Antidotes : l'acide hydrocyanique, l'eau distillée de laurier cerise.

RHUM.

(SPIRITUS SACCHARI)

Le rhum est le produit de la distillation du suc de la canne à sucre ; ses effets sur l'économie sont à peu près semblables à ceux de l'eau-de-vie. Le docteur Pollon l'a préconisé à la dose d'une cuillerée par jour dans du sirop, contre certaines maladies chroniques de la poitrine, telles qu'asthmes, catarrhes, phthisie; il assure en avoir obtenu des guérisons étonnantes. Ces diverses affections étaient sans doute entretenues par un état de faiblesse.

VIN.

(VINUM.)

Le vin est aussi un produit que l'on obtient par la fermentation du suc de raisin. On appelle *vin généreux* celui qui est riche en alcool, *vin liqueur*, s'il est chargé de matières sucrées non encore fermentées, et *vin mousseux* s'il est plus ou moins saturé d'acide carbonique.

L'effet du vin sur l'économie animale dépend de l'alcool qu'il renferme; son action est par conséquent hyposthénisante spinale. La dose doit être déterminée par l'examen des conditions du malade et les habitudes de l'organisme. L'on peut recourir au vin dans les empoisonnements par la jusquiame, l'aconit, la ciguë, les vertiges produits par la fumée du tabac; dans les défaillances causées par la frayeur, le froid, la faim; dans la langueur à la suite des maladies graves; dans les convalescences; pour remédier, chez les

enfants, à l'incontinence d'urine pendant la nuit;
dans la colique métallique, etc. A l'extérieur, on
lave avec du vin l'enflure des pieds à la suite de
certaines maladies, et en injection dans la vagi-
nale testiculaire pour la guérison de l'hydrocèle.

ORDRE V.

Hypersthénisants gastro-entérites.

—

Le mode d'action des remèdes qui appartiennent à cet ordre se porte plus promptement sur
l'estomac et les intestins qu'ailleurs.

CANNELLE.

(LAURUS CINNAMOMUM.)

La cannelle est l'écorce du laurier appelé *can-
nelier*, originaire des Indes-Orientales et du Ceylan. Pour l'usage, l'écorce privée de son épiderme.
Les préparations de cannelle doivent être préfé-
rées à tout autre remède dans les faiblesses
d'estomac, les vomissements qui en dépendent,
la diarrhée opiniâtre causée par l'abus des remèdes hyposthéniques. On emploie la poudre de

cette écorce à la dose de 12 décigrammes par vingt-quatre heures, en pilules ou dans une liqueur spiritueuse.

L'huile essentielle de cannelle, 3 à 4 gouttes sur un morceau de sucre. La teinture, 10, 20 à 40 gouttes dans une potion. L'eau de cannelle, de 30 à 120 grammes par vingt-quatre heures. On en fait aussi un sirop agréable qu'on prend avec de l'eau.

CLOUS DE GÉROFLE,

NOIX MUSCADE.

(CARYOPHYLLI AROMATICI ET NUCLEUS MYRISTICÆ OFFICINALIS.)

Les effets de ces deux substances sont à peu près les mêmes que ceux de la cannelle, quoique l'action de la noix muscade soit un peu plus énergique. On les administre dans les mêmes cas.

L'huile de clous de gérofle s'administre à la dose de 3, 5 à 8 gouttes sur du sucre. Leur eau distillée, de 60, 120 à 240 grammes par vingt-quatre heures.

Hoffman et Cullen assurent que vers la fin de l'accès d'une fièvre intermittente, lorsque le malade est dans un état de faiblesse causé par les saignées et des évacuants par en haut et par en bas, 10 à 15 muscades en infusion dans un verre de vin avec un peu de sucre provoquent une sueur abondante et préviennent le retour de la fièvre.

Il est à peine nécessaire d'observer qu'on ne doit prendre que le vin qui sert d'infusion, et non les muscades.

Classe Deuxième.

REMÈDES HYPOSTHÉNIQUES.

Les remèdes de la classe précédente exercent leur action dynamique sur la vitalité affaiblie par une cause quelconque. Ceux qui vont nous occu-per produisent une action contraire; c'est-à-dire que, sous leur influence, une inflammation portée sur un organe cédant à leur action hyposthéni-sante ou affaiblissante, disparaît, et la vitalité redescend à son type normal, qui est le terme de la santé. Avant que ce terme ne soit dépassé, il n'y a pas hyposthénie, elle n'a jamais lieu avant que l'inflammation soit détruite. Néanmoins, les lésions matérielles ne peuvent se dissiper comme la condition pathologique; elles ne disparaissent entièrement qu'à la suite d'une succession plus ou moins lente de sécrétions et d'absorptions pour que les tissus reprennent leur état primitif.

2

La dose des remèdes hyposthéniques doit varier selon l'âge, le sexe, le tempérament et l'intensité de l'inflammation que l'on veut détruire. Il est donc à propos de commencer par une petite dose, qu'on élève graduellement jusqu'au degré de tolérance du malade.

Au dessus de ce degré de tolérance, la dose est trop forte, et les signes qui l'indiquent sont : le hoquet, un sentiment de pesanteur, d'anxiété à l'estomac ; le pouls est petit, intermittent, plus faible qu'auparavant ; la peau est froide, pâle, des sueurs abondantes, pesanteur de tête, confusion dans les idées, évanouissements, asphyxie, délire, stupeur, quelques mouvements involonrtaires et convulsifs.

L'on doit tenir compte de ces changements, afin de ne pas pousser à l'excès la médication hyposthénisante et méconnaître le moment où le principe vital est arrivé à son état naturel, condition indispensable à la santé. Si à quelques-uns de ces signes on reconnaît l'excès des hyposthénisants, l'on suspendra le remède, et l'on aura recours à l'hyposthénique, qui convient à l'organe ou à l'appareil d'organes malades.

ORDRE PREMIER.

Hyposthénisants cardiato-vasculaires

Les remèdes qui appartiennent à cet ordre portent plus particulièrement leur action sur les cavités gauches du cœur.

ACIDE CYANHYDRIQUE ou HYDROCYANIQUE,

Appelé aussi *Acide prussique*.

(ACIDUM HYDROCYANICUM.)

Toute matière azotée, les chairs et humeurs animales, peuvent fournir cet acide; il existe également formé dans la nature : on le trouve dans le laurier cerise, les amandes amères, etc. Sa découverte est due à Scheele, en 1782. M. Gay Lussac, en 1815, en détermina la véritable nature.

Cet acide est composé de 44,39 de carbone, 51,71 d'azote et 8,90 d'hydrogène. La lumière et la chaleur le décomposent promptement.

Ce médicament exige la plus grande prudence dans son emploi. Il doit être conservé au frais, dans un flacon bouché à l'émeri et couvert d'un papier noir.

Cet agent thérapeutique dont l'action dynamique est extrêmement active, a été vanté par une foule de praticiens, tels que Billi, Borda, Casenave, Fischer, Granville, Kopp, Magendie, Richter, Thomson, etc., 1° dans les inflammations franches du cœur et les palpitations, les pleurésies et pneumonies (vulgairement appelées *inflammation de poitrine*) à l'état aigu; dans l'inflammation du cerveau, des intestins et de la matrice; 2° dans les maladies chroniques de la poitrine, et surtout la phthisie. Billi (*Repertorio med. chir. di Torino*, 1621, page 237) assure avoir guéri par l'acide hydrocyanique trois phthisiques au troisième degré; 3° dans les hémorrhagies de la matrice, l'hémophthisie (crachement de sang); 4° dans l'hyperstrophie (accroissement excessif du cœur, du foie et de la rate); 5° enfin, dans le traitement du squirrhe à l'estomac et du cancer au sein.

A l'extérieur, dans les inflammations de la peau, les dartres, le prurit dermasotique (démangeaison des parties génitales).

Pour obvier aux inconvénients que présente l'acide prussique, à cause de sa prompte altération, nous n'emploirons à l'intérieur que deux de ses composés en pilules, l'hydrocyanate de potasse ferrugineux, à la dose de 60 centigrammes, ou le cyanure de potasse, à la dose de 40 centigrammes. On ajoutera à l'un ou à l'autre quantité suffisante d'extrait de sureau pour faire 30 pilules, à prendre une chaque demi-heure.

Pour l'usage externe, 8 grammes d'acide hydrocyanique, 3 décagrammes d'esprit de vin rectifié, et 30 décagrammes d'eau distillée ; conserver dans un pot bien clos et cacheté.

Antidotes, l'ammoniaque, les éthers.

EAU DISTILLÉE DE LAURIER CERISE.

(AQUA LAURO CERASUS.)

Cette eau est le produit de la distillation avec de l'eau des feuilles du laurier cerise *(prunus lauro-cerasus,* Icosand., *Monog.,* Lin.), arbrisseau des bords de la mer Noire, naturalisé en Europe.

L'eau distillée de laurier cerise, moins énergique que l'acide prussique, a été prescrite avec plus de confiance dans tous les cas où cet acide a réussi, et notamment dans les inflammations aiguës des voies urinaires, la sensibilité anormale de l'estomac, etc.

En injection dans les douleurs utérines et le cancer de la matrice, la dose est de 8 grammes dans 24 décagrammes d'émulsion de gomme arabique ou d'amandes douces, conservée dans une bouteille noire, à prendre une cuillerée chaque heure.

Antidotes, l'esprit de sel ammoniaque, l'alcool, le vin.

AMANDES AMÈRES.

(SEMINA AMARA AMYGDALI COMMUNIS.)

Les amandes amères ont une action analogue à celle de l'eau distillée du laurier cerise, et conséquemment à celle de l'acide hydrocyanique qu'elles contiennent ; mais cette action étant moins prononcée que celle de l'eau distillée de laurier cerise, les praticiens leur préfèrent cette dernière. Néanmoins elles sont indiquées dans les mêmes cas, et plus particulièrement dans le prurigo (démangeaison des vieillards et du scrotum), comme cosmétique contre les taches de rougeur à la figure et aux membres. Borda rapporte avoir obtenu, par les amandes amères, la guérison d'une inflammation du diaphragme, qu'on avait prise pour une véritable phthisie.

Thébasius (*Nova acta natur. curiosi*, t. I, p. 181) fait mention de douze guérisons d'hydrophobie (rage) obtenues à l'aide des amandes amères.

La dose de l'émulsion faite avec 3 décagrammes

d'amandes amères, pilées dans un mortier avec
45 grammes d'amandes douces et demi-kilogramme d'eau de fontaine, est de 3 cuillerées
toutes les trois heures.

L'eau distillée d'amandes amères, à la dose de
12 à 30 grammes dans 24 décagrammes d'eau
pure et 3 décagrammes de sirop d'orange, se
prend par deux cuillerées chaque heure.

FEUILLES ET FLEURS DE PÊCHER.

Ces substances, dont les propriétés médicinales sont analogues à celles du laurier cerise et
des amandes amères, ont été employées dans les
mêmes cas, et spécialement pour calmer presque
instantanément les douleurs des reins et de la
vessie, provoquer et faciliter la sécrétion et l'excrétion des urines.

La dose de l'eau distillée à l'intérieur est de 12
à 30 grammes dans une émulsion, à prendre par
cuillerée dans les vingt-quatre heures.

Le sirop de fleurs de pêcher, pour les enfants,
de 4 à 15 grammes; pour les adultes, 3 décagrammes et plus.

Les feuilles, 3 à 6 décagrammes en infusion
pendant vingt-quatre heures dans un demi-kilogramme d'eau, à prendre un demi-verre chaque
trois heures, contre la coqueluche.

A l'extérieur, en cataplasme, contre les inflammations externes et les douleurs locales; enfin, pour calmer et arrêter les vomissements cholériques.

CERISES NOIRES.

L'eau distillée de cerises noires, préparée par la macération pendant douze heures, de demi-kilogramme de noyaux brisés de cerises noires dans 6 kilogrammes d'eau, pour en tirer 3 kilogrammes, s'administre à la dose de 3 décagrammes qu'on peut répéter deux à trois fois par jour, dans toute affection spasmodique, l'hystérie, les palpitations du cœur; et la sensibilité exaltée des tissus.

L'on ne doit pas confondre cette eau avec le kirsch-wasser, liqueur qu'on obtient par la fermentation.

CANTHARIDES.

(MELOE VESICATORIUS.)

Genre d'insectes coléoptères que l'on trouve sur les frênes, les lilas et les troënes, dont ils dévorent les feuilles. Les cantharides sont communes en Italie, en Espagne et en France. Elles contiennent surtout un principe actif, appelé *cantharidine* par Thomson.

L'on doit réserver l'usage des cantharides à l'intérieur pour les cas les plus graves qui résistent aux médications ordinaires, tels que l'hydrophobie et les hydropisies sans complication de vice organique évident.

Spielenberg assure que les Hongrois regardaient la cantharide comme le remède par excellence contre l'hydrophobie; ils prenaient jusqu'à dix cantharides pulvérisées à la fois, et buvaient copieusement par dessus des tisanes mucilagineuses. Rust assure n'avoir jamais employé que ce remède comme préservatif de cette maladie. Arter certifie que les cantharides combinées au tartre stibié lui ont toujours réussi pendant trente ans qu'il a eu le service des hydrophobes, à l'hôpital de Vienne, en Autriche.

On pourrait citer une foule d'autres praticiens qui ont eu à se louer de l'usage des cantharides contre la même maladie.

Ce remède, combiné au camphre et à l'huile d'amandes douces, a également réussi dans l'hydropisie, même très-avancée; dans la rétention d'urine, et dans toutes les maladies inflammatoires des voies urinaires.

Quelques praticiens, tels que Borda, Toti, etc., ont prescrit les cantharides avec succès dans les inflammations de la poitrine. Giacomini rapporte avoir obtenu en dix jours, par le même moyen, la complète guérison d'une pleurésie à l'état aigu.

Dans la dose des cantharides, il faut toujours distinguer les cas communs des cas extraordinaires.

Dans les inflammations ordinaires, elles peuvent être prescrites depuis 5 centigrammes par vingt-quatre heures, divisés en plusieurs parties, jusqu'à un décigramme et même deux, en les mêlant à dix fois autant de camphre et d'huile d'amandes douces, par cuillerée chaque heure.

En décoction, la dose doit être double.

En pilules, 2 centigrammes de cantharides pures mêlées avec 6 décigrammes d'huile d'amandes douces et suffisante quantité de poudre de gomme adragante, pour faire 8 pilules, à prendre une toutes les quatre heures.

En émulsion, cantharides en poudre, 4 décigrammes; eau pure, 18 décigrammes; mêler et faire bouillir jusqu'à réduction de moitié; passer et ajouter 30 décigrammes d'amandes douces; à prendre une cuillerée chaque heure.

OBSERVATION.

Quelle que soit la préparation des cantharides qu'on prend à l'intérieur, il faut toujours avoir soin que le malade boive, après chaque dose de l'émulsion d'amandes douces, une tisane d'orge ou tout autre liquide mucilagineux.

A l'extérieur, tout le monde connaît l'avantage de l'emplâtre vésicatoire, dans les cas d'apoplexie, de typhus, de toute espèce d'assoupissement, d'engourdissement, de paralysie, et une foule d'autres cas.

Antidotes des cantharides : l'ammoniaque à l'intérieur et à l'extérieur, l'alcool et surtout le laudanum de Sydenham.

DIGITALE POURPRÉE.

(DIGITALIS PURPUREA.)

La digitale, connue vulgairement sous le nom d'*herbe aralde*, est une plante bisannuelle et indigène dont les feuilles sont la seule partie de la plante usitée en médecine. On distingue plusieurs espèces de digitales : la pourprée est préférablement employée.

D'après les nombreux succès que les praticiens ont obtenus au moyen de ce végétal, l'on peut établir d'une manière incontestable que la digitale pourprée est un hyposthénisant héroïque capable de remplacer un grand nombre de saignées dans les inflammations les plus graves.

L'action de la digitale s'est principalement fait remarquer dans les pneumonies (inflammation des poumons), le rhumatisme aigu, l'inflammation, les palpitations du cœur, l'anévrisme.

Dans ce dernier cas, l'on associe la digitale à la compression et à la saignée.

Dans le traitement des fièvres avec chaleur brûlante, dans toute perte de sang, combinée au camphre, la digitale est un excellent moyen pour empêcher l'avortement ; et combinée au sulfate de quinine, elle a réussi dans la phthisie. Elle a été employée contre la toux, la coqueluche et l'hydropisie; contre la folie et la manie qui ne dépendent pas d'une vicieuse conformation du crâne; et enfin dans l'épilepsie et les affections scrophuleuses (dans ce dernier cas on la combine avec les mercuriaux et l'éponge brûlée).

La dose est de 20 centigrammes à 1 gramme par jour, en poudre mêlée avec du sucre.

L'on emploie l'infusion de ses feuilles, à la dose de 1 à 4 grammes, en injection dans les organes génitaux ou dans le rectum, dans le cas où une affection morbide affecterait ces organes.

Antidotes, le laudanum de Sydenham, l'alcool, le vin, la teinture de cannelle et le bon bouillon.

SCILLE, OIGNON MARIN.

(SCILLA MARITIMA.)

La scille croît en abondance sur les plages de la Méditerranée, dans des terrains sabloneux ; de la son nom de *maritime*.

Elle contient un principe très-amer, que Vogel appelle *scillitine*. Elle contient, en outre, de la gomme, du citratre de chaux et du sucre.

La scille a été généralement prônée pour combattre l'hydropisie, l'irritation chronique des bronches, des reins, le scorbut ; on l'a employée en lavement dans les commotions et les épanchements cérébraux, les blessures graves ; mais toujours, dans ces derniers cas, après la saignée et les applications froides.

Lambert assure avoir calmé la toux, favorisé l'expectoration, la sueur et l'urine par l'emploi de la scille en poudre, à la dose de 2 décigrammes, après avoir enlevé l'épiderme par le moyen d'un vésicatoire.

La dose ordinaire, en poudre, est de 5 centigrammes mêlés avec du sucre ou du camphre, à prendre deux ou trois fois par jour. On peut en élever la dose selon le degré de tolérance du malade.

L'oxymel scillique, à la dose de 3 décagrammes mêlés dans un mortier avec 4 grammes de sel de nitre et autant de sucre, à l'aide de 18 décagrammes d'eau, forme une potion qu'on prend par cuillerée de temps en temps.

Antidotes, les mêmes que pour la digitale.

COLCHIQUE D'AUTOMNE.

(COLCHICUM AUTUMNALE.)

Le colchique d'automne est une plante indigène qu'on rencontre dans presque toutes les parties méridionales de l'Italie, de l'Espagne et de la France, dans les prairies, dans les bois humides. Elle fleurit en automne; elle a une bulbe charnue qui se renouvelle tous les ans; c'est la seule partie de la plante usitée en médecine.

D'après MM. Pelletier et Caventou, le colchique d'automne contient un alcaloïde appelé *vératrine* (usité en médecine), une matière grasse, de la gomme et de l'amidon.

Le colchique a été vanté dans le traitement des hydropisies. L'on a employé avec succès, dans l'anasarque (enflure de tout le corps), un liniment composé de 3 décagrammes de teinture de colchique, autant de teinture de scille et de digitale, et 5 décagrammes d'huile camphrée, en friction matin et soir.

Bullock a guéri plusieurs cas d'érysipèle avec la poudre de bulbe de colchique; mais c'est surtout contre la goutte que cette substance a été regardée comme spécifique.

La poudre de bulbe s'administre à la dose de 5 à 15 centigrammes, plusieurs fois par jour.

Le vinaigre de colchique, de 20 à 30 gouttes.

L'oxymel, de 4 à 30 grammes, dans les vingt-quatre heures;

La pommade, composée d'un mélange de 2 décagrammes de vératrine et 3 décagrammes d'axonge, s'emploie en friction dans les affections du cœur et des artères.

CAMPHRE.

(CAMPHORA.)

Le camphre est une substance résinoïde contenue dans beaucoup de plantes de la famille des labiées, mais qu'on retire principalement du laurus camphora (Lin.), originaire de la Chine et du Japon. Il contient beaucoup de carbone, une certaine quantité d'hydrogène et d'oxygène.

L'on a combattu avec le camphre une foule d'affections hypersthéniques, telles que la gangrène qui n'a pas pour cause l'interception de la circulation, ni l'action du froid; les fièvres putrides, malignes et nerveuses; le hoquet spasmodique, l'asthme convulsif, ainsi que la folie sans lésion organique inamovible.

Comme moyen préservatif de la masturbation, dans les lieux d'éducation, pour obtenir cet heureux résultat, l'on couvre les organes de la génération avec du camphre, au moyen du coton, de manière à ce qu'ils soient enveloppés pendant quelque temps dans une atmosphère de camphre; ensuite l'on fait usage à l'intérieur de pilules composées de 15 grammes de camphre et suffisante quantité de poudre de réglisse et de jaunes d'œufs, pour faire 100 pilules, à prendre une toutes les deux heures.

Mêlé avec l'onguent mercuriel, le camphre empêche la salivation mercurielle et hâte la guérison de la syphilis.

Il est également employé pour combattre les inflammations des muqueuses en général. Dans celles des voies urinaires, on ajoute les frictions au périné.

Dans les engorgements lymphatiques et les tumeurs froides.

L'érysipèle est promptement soulagé par l'application locale du camphre.

La dose en émulsion, par cuillerée chaque

heure , est de 2 grammes de camphre dans 300 grammes d'émulsion de gomme arabique et 30 grammes de sirop de fleurs d'oranger.

En lavement, de 6 grammes dans 1 kilogramme de décoction émolliente.

A l'extérieur, contre l'œdème, 50 centigrammes à 4 grammes par vingt-quatre heures , dissous dans quelques grammes d'alcool, de jaune d'œuf ou d'huile.

Antidotes, l'opium, l'ammoniaque et l'éther.

Nous avons cru indispensable d'ajouter ici une lettre de M. Raspail sur le camphre, dans laquelle il indique la manière de se servir de cette substance, et les maladies où elle doit être prescrite.

« Je prends la liberté d'adresser aux principaux recueils de médecine, la communication suivante, sur l'utilité de laquelle mes expériences et mes observations ne me laissent plus la moindre incertitude. Je la soumets à la pratique éclairée de MM. les médecins, avec la conviction qu'après avoir expérimenté eux-mêmes sans aucune prévention favorable ou défavorable, ils jugeront que je n'ai pas trop présumé de l'efficacité de cette médication.

« La substance qui en forme la base n'est certainement rien moins qu'une nouveauté en thérapeutique ; il n'y a en tout ceci de nouveau que les appareils et le procédé lui-même. MM. les médecins, je le répète, tiendront compte de la concision qu'on est forcé de s'imposer dans une note adressée aux journaux de divers formats.

« 1° Soit une tabatière à double fond, dont un compartiment renferme du camphre réduit en poudre impalpable, et dont l'autre soit destiné à contenir de petites cigarettes de camphre, dont je vais donner la construction ; on aura là une petite pharmacie portative pour une foule de cas qui ne sortent pas du cadre de l'hygiène ordinaire, et dont je vais spécifier quelques-uns ci-après. Les cigarettes dont je parle sont de petits tuyaux de paille ou des plumes à écrire du plus petit calibre, dans lesquels on a introduit de petits grumaux de camphre que l'on y contient au moyen de deux tampons de papier joseph. On fume ces cigarettes comme un cigare ordinaire, mais on les fume à froid, c'est-à-dire qu'on se contente de faire passer par leur capacité l'air qu'on aspire ; en même temps on a soin d'avaler la salive que la présence de la cigarette provoque. Quant au camphre en poudre, on le prise comme du tabac à priser, dont il offre tous les avantages hygiéniques sans posséder aucun de ses inconvé-nients, car cette poudre n'est presque pas ster-nutatoire, et ne produit aucun écoulement coloré ou incoloré, en sorte qu'on peut en prescrire l'usage aux dames, aux enfants, etc., dans tous les cas où le tabac serait indiqué comme hygiénique ou moyen de distraction.

« 2° Le second appareil consiste dans une compresse en linge, imbibée d'alcool, saturée de camphre, et dans un surtout, soit en caoutchouc, soit en parchemin, soit en vessie de cochon, soit en linge fortement empesé à la gomme ou à l'amidon, et dont les dimensions soient telles que l'on puisse envelopper toute la surface que doit recouvrir la compresse. Ce surtout est destiné à s'opposer à l'évaporation de l'alcool et du camphre, en sorte qu'on puisse être assuré que la surface souffrante se trouve constamment enveloppée d'une atmosphère de camphre. Si le mal avait envahi toute la surface du corps, ce surtout devra être remplacé par un sac soit en peau, soit en toile fortement empesée.

« On sera peut-être étonné, au premier abord, de m'entendre dire qu'au moyen de ces deux catégories d'appareils on parviendra à soulager instantanément et quelquefois à dissiper, comme par enchantement, une foule de maux lents à guérir et même rebelles à tout autre traitement. Je prie MM. les médecins de croire que je ne me suis pas dissimulé l'effet de cette première impression; mais je les prie de passer outre comme moi et d'expérimenter. Je fais un appel non à leur souvenir, mais à leur conscience, et la conscience du physiologiste est toute entière dans l'expérimentation.

« 3° Dans toutes les affections de poitrine qui peuvent être rangées dans les catégories désignées par les expressions suivantes : *toux*, *rhumes*, *catarrhes*, *grippe*, *étouffements*, *pituites*, *coqueluche*, *croup*, que les malades tiennent constamment à la bouche une cigarette de camphre, qu'ils n'aspirent l'air presque que par ce petit tuyau, que de temps à autre ils prisent de la poudre de camphre, ce dont au reste ils peuvent se dispenser comme d'un accessoire d'une simple utilité, les accès diminueront d'intensité et se succèderont avec moins de fréquence, alors qu'ils ne cesseront pas tout d'un coup. Les malades ne tarderont pas à éprouver un sentiment de bien être qui est presque subit, lorsque les poumons sont simplement engorgés.

« 4° L'analogie me porte à croire que l'usage constant et non interrompu des cigarettes de camphre est capable de dissiper tous les symptômes de la phthisie pulmonaire, au moins à la première période ; et dès lors la prudence ferait un devoir de l'indiquer même dans les cas désespérés de cette maladie.

« Il est un fait sur lequel je n'élève pas le

moindre doute, c'est que les douleurs provenant d'une adhérence pulmonaire, celles que les malades désignent sous le nom de *point de côté*, se dissipent presque sur-le-champ par l'emploi de la compresse imbibée d'eau camphrée, joint à l'usage des cigarettes. Je n'oserai pas avancer qu'il en soit de même des affections du cœur, autres que l'anévrisme. Cependant j'ai par devers moi de fortes raisons pour pencher vers l'affirmative; au reste le remède est si inoffensif qu'on ne s'expose à rien par un essai inutile.

« 5° Dans les affections de l'estomac rebelles aux médicaments antiphlogistiques, on sent le mal disparaître par l'usage seul des cigarettes, et je conseillerai même volontiers à MM. les pharmaciens de faire entrer un centigramme de camphre par litre dans la composition de leurs sirops de gomme (on sait que le sucre a la propriété de dissoudre cette substance); on ne saurait croire d'avance tout l'effet de cette simple addition presque insignifiante. Les personnes qui souffrent à jeun de l'estomac, se soulagent instantanément en aspirant une cigarette; et rien n'est plus hygiénique que de faire un usage habituel de ce moyen. Depuis plus de trois mois, j'en ai constamment une à la bouche, et il me manque quelque chose toutes les fois que je suis forcé de m'en départir.

« 6° Dans les maladies qui affectent les viscères que renferme la capacité abdominale, *entérites*, *fièvres intermittentes et typhoïdes*, *choléra*, *fièvre jaune*, etc., *affections du foie, de la rate, des reins, de l'utérus*, etc., que l'on recouvre toute la surface abdominale de la compresse camphrée sus-citée, arrosée fréquemment et emprisonnée dans son surtout, et qu'on oblige le malade à n'aspirer l'air que par le tuyau d'une cigarette ou par celui de tout autre analogue que commandera la position spéciale du malade, et qu'on n'interrompe en aucun cas ce traitement jusqu'à la terminaison de la maladie, l'effet sera quelquefois du genre de ceux qui ont fait donner à certains médicaments la désignation d'héroïques (j'ai vu des fièvres intermittentes être coupées par la seule application d'un morceau de camphre sur le creux de l'estomac).

« 7° Il en sera de même dans les maladies de la peau; mais en règle générale, en ce cas plus que dans tous les autres, on ne doit jamais avoir recours à l'emploi des compresses sans faire usage abondamment des cigarettes et du sirop camphré; en d'autres termes, on ne doit jamais envelopper la surface épidermique du corps d'une atmosphère camphrée sans revêtir les surfaces muqueuses de vapeurs de camphre ou d'un liquide légèrement camphré; c'est le moyen de s'opposer aux répercussions dans les cas où elles sont à craindre.

« 8° Quiconque soigne une maladie contagieuse de l'homme ou des animaux doit priser et fumer le camphre, si toutefois il n'a pas déjà l'habitude du tabac ; mais dans l'un ou l'autre cas, il ne doit interrompre en aucun instant cette médication, et ses vêtements doivent être fortement empregnés de l'odeur de l'une ou de l'autre substance. Je le répète, toute la puissance du préservatif est dans la constance de son emploi.

« 9° Dans les maladies de la boîte cranienne, on enveloppera constamment la tête de la compresse. en y joignant les cigarettes et la poudre à priser. Le tournis se dissipera peut-être en peu de temps, mais le malade en sera bientôt soulagé....

« .... Les maux d'oreilles et d' yeux, en général, guérissent en versant de la poudre de camphre dans le tuyau auditif et en l'y maintenant avec du coton, en saupoudrant la conjonctive d'un peu de poudre de camphre. La petite douleur que la conjonctive éprouve du premier contact de cette poudre est de très-courte durée. Qu'on introduise un grumeau de camphre dans le creux d'une dent cariée, et qu'on l'y maintienne avec du plomb en feuille ou du papier mâché, la douleur si aiguë qu'elle soit se dissipera en quelques instants, et quelquefois le progrès de la carie sera arrêté :

on recommencera si la douleur se renouvelle et si la carie continue ses progrès. Il ne faut pas attacher une grande importance à la répugnance que certaines personnes éprouvent pour l'odeur du camphre; cette répugnance est quelquefois imaginaire et de convention; mais, en tous cas, elle s'efface au bout de quelques minutes si le malade peut s'astreindre à ne pas sentir d'autre odeur. Les impressions de nos sens s'émoussent par la constance et l'uniformité. »

MENTHE POIVRÉE.

(MENTHA PIPERITIS.)

La menthe est une plante vivace, originaire d'Angleterre, cultivée en France. On en distingue plusieurs espèces; nous ne nous occuperons que de la menthe poivrée, la plus usitée en médecine, d'une odeur agréable, d'une saveur piquante suivie d'un sentiment de froid dans la bouche.

Les parties les plus usitées de cette plante sont les feuilles, l'eau distillée et l'huile essentielle. Elle se rapproche du camphre par ses propriétés médicinales.

L'usage de la menthe a réussi pour combattre avantageusement l'anorexie (perte d'appétit), la dispepsie (digestion lente et difficile), la diarrhée, les coliques utérines, l'aménorrhée, pour faciliter la menstruation, dans la toux (en infusion, le soir, à l'heure du coucher); dans quelques hydropisies, l'érysipèle, les contusions et les mastites (l'inflammation des seins pendant l'allaitement).

L'on fait ordinairement usage de l'huile essentielle en pastilles ou en dragées, ou bien 4 gouttes sur un morceau de sucre partagé en 4 parties égales, à prendre une toutes les cinq ou six heures.

Les feuilles fraîches, 8 grammes, infusées pendant quatre heures dans demi-kilogramme d'eau chaude, à prendre sucrée avant de se mettre au lit.

Les feuilles sèches ou en poudre, à la dose de 2 à 4 grammes, en infusion chaude de 4 à 12 grammes.

L'eau distillée, 30 à 120 grammes.

Cette eau peut servir de véhicule à d'autres remèdes hyposthénisants, comme correctif de leur odeur désagréable.

SAUGE OFFICINALE.

(SALVIA OFFICINALIS.)

La sauge officinale jouissant à peu près des mêmes propriétés que la menthe, a été employée avec succès par les praticiens Alibert, Audry,

Decker, Murray, Stenzel, etc., dans le rachitisme, le scorbut, l'inflammation chronique de la vessie, la leucorrhée, l'aménorrhée, les sueurs abondantes des phthisiques, les engorgements chroniques des seins.

La dose du suc par expression est de 4 à 15 grammes par jour.

En infusion, la plante peut être donnée à la dose de 30 grammes et davantage par jour.

A l'extérieur, le jus ou l'infusion de sauge, en lotion, guérissent admirablement les contusions, les blessures et les ulcères.

CAMOMILLE.

(MATRICARIA CHAMOMILLA.)

La camomille est une plante indigène annuelle qui paraît offrir aussi de la ressemblance avec le camphre ; mais son action hyposthénisante est trop légère et insuffisante dans le traitement des maladies inflammatoires intenses ; néanmoins elle a été employée avec succès dans les fièvres intermittentes, l'asthme, la coqueluche, les coliques (en infusion ou en lavement), la dyssenterie, plusieurs affections de l'utérus, la trop abondante menstruation, les douleurs après l'accouchement.

La dose ordinaire des fleurs ou de leur poudre

est de 4 jusqu'à 30 grammes et même plus, en infusion, par petit verre à la fois, selon le cas et le degré de tolérance du malade.

La dose de l'huile essentielle est de 4, 6 ou 10 gouttes, et jamais au-delà de 15 gouttes, sur un morceau de sucre.

TÉRÉBENTHINE.

(TEREBENTHINA VENETA.)

La térébenthine est un suc résineux qui découle de plusieurs arbres de la famille des conifères. On en distingue de plusieurs sortes dans le commerce; mais la plus usitée en médecine est la térébenthine de Venise, formée par le *pinus larix* de Linn. Elle est composée de résine et d'une huile volatile appelée *huile essentielle*, et plus communément *huile de térébenthine*.

Un grand nombre d'auteurs, tels qu'Adaïr, Baglivi, Chapman, Paré (Ambroise), etc., etc., ont employé cette substance avec un plein succès contre les hydropisies qui succèdent à la scarlatine et aux fièvres intermittentes; dans le rhumatisme aigu et chronique, la phthisie, le catarrhe, la toux et le croup; dans l'aménorrhée, la leucorrhée, la perte de sang chez les femmes enceintes; dans les névralgies de toute espèce, particulièrement la sciatique aiguë et chronique; dans toutes les inflammations des voies urinaires, les diarrhées chroniques des enfants, le dévoiement colliquatif des phthisiques; comme spécifique dans les fièvres intermittentes (dans ce dernier cas, la dose est de 5 à 8 grammes répétés deux ou trois fois par jour, dans une émulsion ou en pilules).

La dose ordinaire de la térébenthine est d'un demi à 4 grammes qu'on répète plusieurs fois par jour; on l'administre plus commodément en mêlant 12 grammes de térébenthine avec 4 grammes de magnésie, pour faire 12 bols, à prendre dans la journée.

L'huile essentielle, ou essence de térébenthine, se prend à la dose de 2 à 8 grammes dans 300 grammes d'émulsion de gomme arabique, par deux cuillerées à la fois.

A l'extérieur, l'essence de térébenthine, appliquée à plusieurs reprises sur la brûlure, en calme immédiatement la douleur et, quel qu'en soit le degré, l'inflammation s'éteint presque aussitôt.

BAUME DE COPAHU.

(BALSAMUM COPAIBAÆ.)

Le baume de Copahu se tire d'une résine que l'on obtient au moyen d'incisions pratiquées dans l'écorce du *copaïfera officinalis* (Linn.), indigène du Brésil.

Cette résine est formée d'une huile essentielle qu'on obtient par la distillation, et d'une résine.

Cette substance est spécialement destinée à combattre les affections de l'urètre, la gonorrhée syphilitique, la leucorrhée et les pollutions nocturnes.

La dose ordinaire est de 2 grammes matin et soir; on peut la porter jusqu'à 30 et même 60 grammes par jour, selon la gravité des cas, mêlée avec 8 grammes de magnésie, pour faire 72 pilules enveloppées dans de la poudre d'iris, à prendre en un, deux ou trois jours, selon l'intensité de l'inflammation.

L'huile essentielle s'administre à la dose de 25 à 50 centigrammes jusqu'à 2 grammes par jour, dans 300 grammes d'émulsion de gomme arabique, à prendre deux cuillerées à la fois.

Les autres substances résineuses sont considérées comme autant de préparations de térébenthine, et possèdent des propriétés presque analogues à celles de cette résine.

BAIES DE GENÉVRIER.

(BACCÆ JUNIPERI COMMUNIS.)

Ces baies sont le fruit du genévrier (famille des conifères, *diæc. monadel.* Linn.).

L'action de cette substance ne diffère de celle des remèdes précédents que par le degré d'intensité, qui est beaucoup moins prononcé et s'emploie dans les mêmes cas.

La dose est de 30 grammes de baies de genévrier écrasées et infusées pendant une heure dans un kilogramme d'eau bouillante, à prendre un demi-verre à la fois.

GAZ ACIDE CARBONIQUE.

(GAZ ACIDUM CARBONICUM, AER FIXUS.)

Le gaz acide carbonique est le résultat de la combinaison chimique du carbone avec l'oxigène; on l'appelle aussi *air fixe, gaz méphitique;* il a toutes les propriétés des acides. Étant plus pesant que l'air, il séjourne dans les régions voisines du sol, les puits, les caves, les cavernes, etc.

Il a été employé par un grand nombre de médecins dans le traitement de la phthisie (inspiré avec l'air atmosphérique); il est journellement mis en usage dans les maladies du tube digestif, dans l'intolérance des aliments, les vomissements qui sont le résultat des excès de table.

On fait usage, pour calmer les douleurs utérines, d'une vessie à robinet, pleine de ce gaz, à laquelle est adaptée une canule de gomme élastique qu'on porte dans le vagin; on ouvre le robinet en exerçant en même temps une légère pression sur la vessie.

La limonade gazeuse a été louée comme un excellent réfrigérant dans toutes les maladies inflammatoires.

La dose des eaux gazeuses acidulées est d'un demi à 4 kilogrammes par vingt-quatre heures.

Pour arrêter les vomissements, Rivière a inventé une potion composée de 3 grammes de bi-carbonate de potasse, 8 grammes de sucre et 300 grammes d'eau; faire dissoudre et en prendre trois cuillerées chaque demi-heure, auxquelles on ajoute une cuillerée de suc de citron.

Dans les vomissements des femmes enceintes, prendre 4 grammes de carbonate de magnésie, 15 grammes d'acide tartrique, et 4 grammes d'oléo sucré de citron (l'oléo sucré du citron s'obtient en frottant un morceau de sucre contre l'écorce fraîche d'un citron); mêler et réduire en poudre, à prendre par cuillerée à café, dans une demi-tasse d'eau, chaque demi-heure.

Les asphyxiés par cet acide sont rappelés à la vie au moyen de l'air libre, des aspersions d'eau froide, de la présence sous le nez de l'alcali ou des éthers, employés aussi en friction et par la bouche.

Antidotes : l'ammoniaque, l'éther, l'alcool.

NITRATE DE POTASSE.

(NITRAS POTASSÆ.)

Le nitrate de potasse, ou azotate de potasse, salpêtre, nitre, se trouve en assez grande quantité dans la nature, surtout dans les Indes, l'Espagne, le royaume de Naples; dans les vieux murs, les caves et tous les endroits bas et humides.

Ce sel est composé d'acide azotique et de potassium à saturation parfaite. Il est d'un fréquent usage dans toute espèce d'hémorrhagie, dans l'hydropisie. On l'associe ordinairement à la digitale, à la scille ou à la saignée.

Dans le diabétès (maladie caractérisée par une excrétion excessivement abondante d'urine, plus ou moins chargée d'une matière sucrée cristallisable, qui a la propriété de fermenter ; le malade éprouve un appétit vorace, une soif inextinguible, et il maigrit rapidement).

Le nitrate de potasse a également réussi dans les inflammations lentes de la rate, des testicules et des reins; dans les indigestions et dans le traitement des fièvres intermittentes (dans ce dernier cas, l'on a trouvé qu'il augmentait l'action du quinquina).

La dose est de 4 grammes par vingt-quatre heures, selon les cas plus ou moins graves et le degré de tolérance du malade; on la fait dissoudre dans un demi-kilogramme de décoction de chiendent, de bouillon de veau ou de jus d'herbe, etc.

Antidotes : l'éther, l'alcool, le vin, etc.

ACÉTATE DE POTASSE,

OU TERRE FOLIÉE DE TARTRE.

(ACÉTAS POTASSÆ.)

L'acétate de potasse, proto-acétate de potassium, existe dans la sève de presque tous les végétaux.

Ce sel est composé de 51,1 d'acide acétique et de 49 de potasse; il est soluble dans l'alcohol et dans l'eau; la chaleur le décompose et lui enlève son acide.

On a employé ce sel dans les mêmes cas que

le sel de nitre, quoiqu'il soit d'une action inférieure à ce dernier.

L'on peut porter la dose depuis 4 jusqu'à
30 grammes, mélés avec 120 grammes d'eau distillée, 8 grammes de sirop ou de sucre et autant
d'eau de menthe, à prendre dans les vingt-quatre
heures; ou bien 8 grammes d'acétate de potasse
mélés avec 30 grammes de sucre en poudre et
divisés en six paquets égaúx; en prendre un
toutes les trois heures.

ASPERGE.

(ASPARAGUS OFFICINALIS.)

Cette plante, de la famille des asparaginées
(*hexandrie monog.*, Lin.), dont la racine est vivace, est généralement cultivée dans nos jardins
potagers. Broussais (*Ann. de méd physiologique*)
a fait connaître l'usage thérapeutique de cette
plante; il assure en avoir obtenu de bons effets
dans la surexcitation et l'hypertrophie du cœur.

La racine d'asperge jouit de la propriété d'augmenter la sécrétion de l'urine et de ralentir le
pouls, sans jamais irriter l'estomac.

On l'administre en décoction, mais mieux vaut
son extrait et le sirop de pointes d'asperges.

La dose de l'extrait est de 2 jusqu'à 5 grammes,

et celle du sirop depuis 30 jusqu'à 120 grammes par vingt-quatre heures, dans les maladies où les remèdes de cet ordre sont indiqués.

ORDRE II.

Hyposthénisants vasculo-cardiaques.

—

Les remèdes qui appartiennent à cet ordre exercent une action spéciale sur les extrémités des vaisseaux sanguins, et modifient les fonctions connues de ces vaisseaux. Sous leur influence, le pouls devient, en général, plus faible, plus mou et plus flexible; il survient des changements dans les exhalations, les sécrétions, la couleur et la température externe du corps, surtout au derme externe et aux membranes muqueuses.

Ce deuxième ordre se divise en deux sections; la première comprend les hyposthénisants vasculaires artériels, et la seconde les hyposthénisants vasculaires veineux.

SECTION PREMIÈRE.

HYPOSTHÉNISANTS VASCULAIRES ARTÉRIELS.

Antimoniaux (Antimonalia).

TARTRE STIBIÉ.

(TARTARUS EMETICUS.)

Le tartre stibié, tartrite antimonié de potasse, tartre émétique, est le produit de l'art. On le prépare en faisant bouillir partie égale de crême de tartre et de verre d'antimoine dans 12 parties d'eau distillée; filtrer et faire cristalliser.

Le tartre émétique est un des médicaments les plus énergiques dans une foule d'affections inflammatoires; d'abord comme émétique, pour débarrasser l'estomac de toute substance, malfaisante ou non, qui dérange les fonctions de cet organe.

On le donne à la dose de 15 à 25 centigrammes dissous dans 90 à 120 grammes d'eau, à prendre en quatre fois, à un quart-d'heure de distance S'arrêter aussitôt que le vomissement se déclare.

Si l'on veut obtenir la sueur et l'expectoration dans les fièvres dites rhumatiques, les exanthèmes ou toute autre inflammation légère, la dose est de

5 à 10 centigrammes par jour, dissous dans une grande quantité de tisane de fleurs de sureau ou de chiendent.

S'il s'agit de produire des effets énergiques, la dose doit être de 30 à 90 centigrammes et plus par jour, en pilules, combinées avec l'extrait de dent-de-lion et de poudre de réglisse, quantité suffisante pour faire 8 pilules.

On prend les quatre premières, une chaque heure, et les quatre autres, une toutes les trois heures, dans les inflammations intenses, telles que pneumonies, pleurésies, phthisies, rhumatismes, apoplexies, gastrites (inflammation de l'estomac) péritonites (inflammation du péritoine), hépatites (inflammation du foie), ophtalmies (inflammation des yeux), érysipèles, etc.

Il réussit admirablement dans les luxations.

Lorsqu'on veut produire extérieurement des pustules sur la peau, on frictionne la partie malade avec 4 à 8 grammes d'une pommade composée de 10 grammes de tartre stibié et 30 grammes d'axonge.

Le degré de tolérance du remède résidant tout entier dans l'hyposthénie qui se déclare dans le système vasculaire sanguin, est caractérisé par la pâleur, la faiblesse générale et l'abaissement du pouls.

Antidotes : les éthers, l'alcool, le vin, les opiacés.

KERMÈS.

(KERMES MINERALE.)

Le kermès minéral, poudre des Chartreux, oxide d'antimoine, hydro-sulfureux brun, n'existe pas dans la nature ; il est toujours le produit de l'art. Les chimistes ne sont pas d'accord sur la nature de cette substance. Il est incompatible avec les acides.

Nous ne trouvons d'autre différence entre les effets du kermès et ceux du tartre stibié que dans son degré d'action, plus faible que celle de ce dernier.

L'usage de prescrire le kermès dans le début de la maladie, surtout dans les inflammations de poitrine, est généralement adopté, à la dose de 20, 50 à 80 centigrammes par vingt-quatre heures, en pilules ou en émulsion, avec 60 grammes d'huile d'amandes douces et 90 grammes de sirop de guimauve ; mêler et ajouter 90 grammes d'eau pure, à prendre par cuillerée de temps en temps.

Nous nous sommes dispensé de parler des autres préparations antimoniales, avantageusement remplacées par les deux substances qui viennent de nous occuper.

ACONIT NAPEL.

(ACONITUM NAPELLUS.)

Parmi les diverses espèces d'aconit, c'est l'aconit napel qui est le plus usité en médecine. Cette plante vivace appartient à la famille des renonculacées (*polyand. trigynie,* Lin.); elle contient un alcaloïde nommé, par M. Pallas, *aconitine;* c'est le principe actif de l'aconit.

L'usage de l'aconit a été reconnu efficace dans le traitement du rhumatisme chronique, de la goutte, de la paralysie, l'amaurose, le squirrhe, les humeurs écrouelleuses, les conséquences de la syphilis, la sciatique et la névralgie, surtout de la face.

On administre l'aconitine à l'intérieur, à la dose de 2 à 3 centigrammes, deux ou trois fois par jour, sans jamais dépasser cette dose ;

L'extrait d'aconit, à la dose de 5 centigrammes toutes les quatre heures, en pilules mêlées avec la poudre de réglisse.

A l'extérieur, l'on se sert d'une pommade composée d'un gramme d'aconitine, 60 grammes d'axonge et 2 grammes d'huile d'olive, en friction, soir et matin, sur le front et les paupières, dans toute inflammation des yeux. L'on peut se servir, dans le même cas, d'une compresse imbibée de teinture d'aconit, qu'on laissera sur le front pendant demi-heure, matin et soir.

Dans les cas de paralysie des membres inférieurs, l'on peut se servir de la pommade d'aconitine en friction sur l'épine du dos.

Antidotes : l'ammoniaque, les éthers, l'alcool, les opiacés et le sel volatil de corne de cerf.

IPÉCACUANHA.

(RADIX IPECACUANHÆ.)

La racine d'ipécacuanha du commerce présente trois variétés : le gris, le brun et le blanc. Le gris se tire du Pérou, et le brun du Brésil. Ces deux espèces sont les plus usitées en médecine.

Cette substance, vantée pour la première fois, contre la dyssenterie, par G. Pison, en 1649, a été ensuite reconnue efficace contre certaines diarrhées hypersthéniques, le choléra morbus, la toux, la coqueluche, le croup, quelques cas de phthisie, les fièvres intermittentes de vieille date, et enfin dans les mêmes prescriptions que le tartre stibié ; seulement son action est moins forte et ses effets constitutionnels moins prononcés.

La dose ordinaire, pour obtenir la moiteur, l'expectoration et les autres sécrétions muqueuses, est de 2 à 3 centigrammes plusieurs fois par jour. La même dose est employée contre l'asthme et le catarrhe.

A la dose de 30,100 et 150 centigrammes en une seule fois, cette substance excite le vomissement. Lorsqu'on veut produire une action hyposthénisante prononcée, on commence par 2 à 4 grammes, et l'on augmente graduellement la dose jusqu'à ce qu'on ait atteint le degré de tolérance du malade.

On donne aux enfants une pastille d'ipécacuanha toutes les quatre heures, également dans de l'eau pure.

Antidotes : l'opium et ses composés.

FLEURS DU SUREAU.

(FLORES SAMBUCI.)

Les fleurs du sureau, connues de tout le monde, malgré leur faible action hyposthénisante vasculo-artérielle, ont été employées en infusion contre les maladies dont nous venons de parler, et notamment contre l'enrouement, le refroidissement, le coryza, la toux et le catarrhe.

La deuxième écorce du sureau a été vantée

contre l'hydropisie, de la manière suivante et d'après la formule de Sydenham. L'on fait bouillir trois poignées d'écorce de sureau dans un demi-litre d'eau et autant de lait ; on laisse le tout se réduire à moitié, à prendre la moitié de la décoction le matin et l'autre le soir.

Sur les inflammations externes, les applications des cataplasmes et des fomentations de sureau sont généralement employées.

DOUCE AMÈRE.

(STIPITES DULCAMARÆ.)

La douce amère est une plante indigène de la famille des solanées (*pentand. monogynie*, Lin.) ; elle croit dans les haies, les vieilles murailles et les prairies humides

L'on n'emploie que la tige en médecine, à la dose de 8 à 16 grammes, bouillie dans 300 grammes d'eau, à prendre en deux fois, contre les dartres, les éruptions inflammatoires qui se déclarent chez plusieurs personnes au printemps.

Sagar considère cette plante comme un spécifique de la phthisie pulmonaire.

Les Italiens la prescrivent contre toute inflammation aiguë ou chronique de la poitrine qui réclame une action hyposthénisante légère.

L'usage de cette plante doit être longtemps continué et à doses croissantes.

L'action de la douce amère est plus active lorsqu'elle a été récoltée au printemps, sur les collines exposées au soleil, et qu'elle a infusé pendant douze heures.

SALSEPAREILLE.

(SALSAPARILLÆ RADIX.)

La salsepareille, dont on n'emploie que la racine, est un arbuste sarmenteux qui croît dans toute l'Amérique du Sud; famille des asparaginées (*diœc. hexand.,* Lin.).

Quoique l'action de cette plante soit très-légère, on l'a administrée dans les rhumatismes aigus et surtout dans la syphilis, en l'associant au traitement mercuriel.

La dose est de 90 grammes, concassée et infusée pendant douze heures au bain-marie, dans un demi-kilogramme d'eau, à prendre le matin en une ou deux fois.

SOUFRE.

(SULFUR.)

Le soufre est un corps simple qui existe en grande abondance dans la nature, à l'état natif, dans les terrains volcaniques, et combiné avec une foule d'autres corps, à l'état de sulfure et de sulfate. L'on ne se sert pour l'usage médicinal que du soufre lavé.

Plusieurs praticiens, tels que Galien, Stahl, Monro, Hufeland, etc., etc., ont vanté l'usage du soufre dans le traitement de la phthisie. Les anciens appelaient le soufre *baume pulmonaire*. Aussi l'emploie-t-on dans toute affection de poitrine en général. Les bains et les douches thermales sulfureux sont très-recommandés dans le traitement du rhumatisme.

Le soufre aide les bons effets du mercure dans le traitement de la syphilis. On en a étendu l'usage contre la scrophule et le rachitisme.

Tout le monde connaît la réputation que s'est acquise le soufre à l'extérieur, sous forme de pommade, contre la gale, la teigne, et autres maladies de la peau.

La pommade contre la gale se compose de 2 grammes de soufre sublimé et lavé, 30 grammes d'axonge et 3 grammes de sulfate d'alumine; et celle contre la teigne, de 60 grammes de soufre sublimé, 3 grammes de poudre de charbon et 150 grammes d'axonge. Avant d'employer cette pommade, on doit nettoyer la tête du malade par l'application d'un cataplasme émollient.

A l'intérieur, une pastille de soufre chaque

deux heures, ou bien 30 centigrammes de fleurs de soufre lavé mêlés avec 60 centigrammes de crême de tartre, divisés en six paquets, à prendre un toutes les quatre heures.

Antidotes : l'ammoniaque, l'éther.

FOIE DE SOUFRE.

(HEPAR SULFURIS.)

Le foie de soufre, sulfure de potasse, proto-sulfure de potassium, se prépare en faisant fondre dans un creuset, parties égales de soufre et de potasse caustique. Son action hyposténisante est plus prompte et plus vive que celle du soufre.

Les bains sulfureux ont toujours été recommandés contre le rhumatisme chronique, les raideurs des membres ou leur paralysie ;

Comme sédatif, en fomentation, dans les inflammations des organes du ventre, et autres inflammations aiguës.

On prépare un bain sulfureux avec 30 grammes de sulfure de potasse dissous dans un demi-kilogramme d'eau, et 8 grammes d'acide sulfurique qu'on fait dissoudre à part, également dans un demi-kilogramme d'eau ; on mêle le tout dans 50 kilogrammes d'eau chaude. L'on peut également ment se servir de ce mélange en fomentation sur les croûtes dartreuses, les pustules de la gale, etc.

Les bains sulfureux de Dupuytren se préparent avec 140 grammes de sulfure de potasse dissous à part, pour un grand bain.

Antidotes : l'ammoniaque, l'opium.

SEIGLE ERGOTÉ.

(SECALE CORNATUM.)

Excroissance fungiforme qui se développe entre les valves de la glume du seigle.

Cette substance est généralement employée à la dose de 4 grammes, en poudre, mêlés à 8 grammes de sucre, et divisés en six paquets, à prendre d'abord deux ou trois ensemble, et les autres un chaque demi-heure, pour arrêter les convulsions et les hémorrhagies avant et après l'accouchement, pour combattre toute espèce d'hémorrhagie; en injection, à la dose de 6 décigrammes dans un demi-kilogramme d'eau bouillante, dans la leucorrhée (perte blanche), la blennorrhée (écoulement des voies urinaires), et l'aménorrhée (suppression de la menstruation); à la dose de 2 grammes mêlés à 4 grammes de sucre, pour dix paquets, à prendre un toutes les deux heures; ou en décoction, 6 grammes infusés pendant un quart-d'heure dans demi-kilogramme d'eau sucrée, à prendre par demi-verre, dans la journée.

Il est un puissant remède contre les pertes séminales, les diarrhées chroniques rebelles à tout autre remède.

Antidotes : l'ammoniaque, le vin, l'opium et l'éther.

QUINQUINA.

(CINCHONA PERUVIANA CORTEX, KINA.)

On appelle généralement dans le commerce *quinquina* (dont le nom dérive de *kina kina*, mots péruviens qui signifient *écorce des écorces*, pour indiquer ses importantes propriétés) l'écorce de plusieurs espèces d'arbres du genre cinchona, originaires du Pérou et de plusieurs autres contrées de l'Amérique du Sud.

Grâce aux travaux de MM. Pelletier et Caventon, nous sommes affranchis de tout doute sur les bonnes ou mauvaises qualités de cette substance, par la découverte qu'ils ont faite, en 1820, de deux alcaloïdes isolés du quinquina, dans lesquels réside tout son principe médicamenteux ; la cinchonine et la quinine nous fournissent l'avantage de prendre ce médicament pur et sans dégoût.

La cinchonine est presque inusitée à cause de son insolubilité. La quinine, également insoluble, n'est guère employée qu'à l'état de sel neutre ou sulfate de quinine. Ce sel, qui résulte de l'action de l'acide sulfurique sur la quinine, présente tous les avantages du quinquina sans en avoir les inconvénients ; son action est plus certaine et il s'administre, comme le quina, dans toutes les fièvres intermittentes sur lesquelles il exerce un pouvoir merveilleux, quoiqu'il soit souvent indispensable, pour terminer la guérison, d'y associer d'autres remèdes.

Bien que le quinquina soit considéré comme l'antipériodique par excellence, les praticiens n'ont pas borné son usage aux seules maladies périodiques ; ils l'ont encore employé dans toutes les fièvres qui, sans être intermittentes, offrent néanmoins des paroxysmes, telles, par exemple, les fièvres rémittentes des auteurs. Sydenham, Senac, Baumès, etc., ont vanté l'efficacité du quinquina dans les fièvres continues. Mayer, de Haen, dans le typhus. De Rosenstein assure que la quinine opère merveilleusement dans la petite-vérole et dans les autres maladies exanthématiques.

La fièvre étique essentielle, qui conduit rapidement à la consomption et à la phthisie, a toujours été traitée avantageusement par les préparations de quinquina, ainsi que les phthisies artéro-pneumonites ou pneumo-artérites.

Morton vante cette écorce comme l'antidote de l'hémoptysie. Une foule de praticiens en ont étendu l'usage dans toutes les hémorrhagies actives. L'hydropisie a été traitée à l'aide de ce remède par Carron, Rubini, Heister, etc.

Le quinquina doit occuper une place parmi les antispasmodiques dans le traitement des névralgies, surtout périodiques. On sait que Fuller, Mead, Tissot, etc., l'ont employé dans l'épilepsie ; Miller, Morris, Bisset, dans la toux convulsive. D'après l'observation de ce dernier, ce remède augmente d'abord la toux, mais si on le continue, il la détruit entièrement. Vogel, Rush en ont tiré des avantages dans le traitement du tétanos ; Morton, Thomas, Pringle, Held, etc., dans le rhumatisme aigu, l'artrite et la goutte. Dans les obstructions des viscères, la dose du sulfate de quinine a été portée jusqu'à 2 à 3 grammes par jour. L'on doit y recourir dans le traitement du scorbut.

Giacomini rapporte avoir obtenu, à l'aide de ce médicament, une prompte guérison de scorbut, en 1834. Il l'administra à la dose d'un gramme et demi à deux grammes par jour, combiné à quelques centigrammes d'aloès.

Clarc, Pringle, Monro, Hevermann, Wal, etc.,

ayant reconnu la propriété antiphlogistique de cette substance, l'ont employée dans les pleurésies, pneumonies, catarrhes pulmonaires, gastroentérites, dysenteries, métrites; dans l'érysipèle et autres maladies inflammatoires; dans les cas de gangrène ou menace de gangrène; contre le cancer; dans les cas de blessure, pour modérer une trop abondante suppuration; enfin, Alibert l'a préconisée contre le choléra morbus.

La dose de l'écorce concassée, en décoction, est de 50 à 60 grammes, qu'on fait bouillir jusqu'à réduction de moitié dans un kilogramme d'eau, à prendre par cuillerée deux à trois fois par jour.

Avec 2 grammes de sulfate de quinine et quantité suffisante d'extrait de dent-de-lion, on prépare seize pilules. A prendre une chaque trois heures.

A l'extérieur, par la méthode endermique :

Sulfate de quinine . . . 1 gramme 1/2,
Eau distillée . . . . . . 30 grammes,
Acide sulfurique délayé, 10 gouttes;

Mêlez; appliquez toutes les heures un plumasseau trempé dans la solution, sur une partie de la peau où l'on aura enlevé l'épiderme, au moyen d'un vésicatoire.

ÉCORCE DE SAULE.

(CORTEX SALICIS ALBA.)

Le saule (*diœc. diandr.*, famille des amantacées) dont on emploie l'écorce en médecine, est très-commun dans les lieux humides et les prairies; il croît sans culture et presque spontanément.

Fontana, de Vérone, a découvert dans cette écorce, en 1825, un principe immédiat appelé *salicine*, d'un goût très-amer, soluble dans l'eau et dans l'alcohol, incompatible avec les acides.

Ettmüller regarde l'écorce de saule comme un excellent moyen pour éteindre l'excès d'ardeur à l'acte vénérien.

La salicine, à la dose de 8 grammes, avec suffisante quantité d'extrait de dent-de-lion pour faire trente-six pilules, à prendre une chaque trois heures, a été employée contre les fièvres intermittentes, la fièvre étique, l'ulcère pulmonaire, la phthisie, les hémorrhagies, les obstructions du foie, la chlorose et la leucorrhée.

L'eau distillée d'écorce de saule a été reconnue efficace dans la douleur des reins et de la vessie, l'œdème et le scorbut. Mais ni le saule, ni la salicine ne peuvent être comparés au quinquina.

LICHEN D'ISLANDE.

(LICHEN ISLANDUS.)

Cette plante, de la cryptogamie de Lin., croît sur les rochers, en Islande, dans les Vosges, les Alpes, les Pyrénées, le département de l'Ain, la Suisse, etc. On l'administre dans toute maladie qui menace la poitrine, contre la diarrhée, la dysenterie, le rachitisme et le scorbut.

La dose est de 30 grammes qu'on fait macérer pendant une heure dans 240 grammes d'eau de fontaine; décanter, et verser le liquide sur 30 autres grammes de lichen; faire bouillir avec un kilogramme d'eau jusqu'à réduction de moitié; passer. A prendre un demi-verre à la fois.

La gelée se prend par cuillerée dans la journée.

Le chocolat, de 15 à 30 grammes à la fois.

FER.

(FERRUM.)

Ce métal se trouve, sous une multitude de formes, dans presque tout l'univers.

De toutes les préparations de fer, la plus simple est l'eau martiale, qu'on prépare en étouffant dans l'eau ce métal rougi au feu; on la prend par demi-verre dans la journée.

La dose du sous-carbonate de fer est de 2 à 20 grammes, deux ou trois fois par jour, dans les hémorrhagies, la syphilis, lorsque le mercure a échoué ; comme équivalent du quinquina dans les fièvres intermittentes , dans l'engorgement du foie, de la rate, et dans les hydropisies, les sueurs abondantes, la phthisie, etc.

L'iodure de fer est regardé comme spécifique contre les scrofules.

SECTION DEUXIÈME.

HYPOSTHÉNISANTS VASCULO-VEINEUX.

Acides.

Tous les corps acides ont la propriété de produire sur l'organe du goût : 1° une saveur âcre ou caustique ; 2° de rougir la teinture bleue du tournesol ; 3° de se combiner avec les bases salifiables, et particulièrement avec les alcalis, pour former des sels neutres.

ACIDE SULFURIQUE.

(ACIDUM SULFURICUM.)

L'acide sulfurique, huile de vitriol, acide vitriolique, existe dans la nature combiné avec certaines bases salifiables, telles que la chaux, l'alumine, la soude, etc. Il est composé de 100 parties de soufre et 149,16 d'oxygène.

L'usage de cet acide est d'un secours avantageux pour apaiser la soif, la chaleur, et calmer l'orgasme circulatoire dans les fièvres malignes, putrides, typhoïdes, pour diminuer les sueurs colliquatives des phthisiques, arrêter promptement les hémorrhagies actives, pour guérir la gale, certaines dartres et le delirium tremens des buveurs.

La dose ordinaire est de 15 à 20 gouttes dans un demi-kilogramme d'eau, à laquelle on ajoute du sirop ou du sucre; l'on peut donner cette espèce de limonade dans les maladies inflammatoires. On le donne à la dose de 4 jusqu'à 8 grammes et plus, mêlés avec du vin pour combattre le délire tremblant des buveurs et les dégoûter des liqueurs alcoholiques.

La pommade contre la gale, les dartres, etc., est composée d'une partie d'acide sulfurique et de 8 ou 10 parties d'axonge qu'on mêle dans un mortier en verre. L'on emploie en friction, dans les douleurs chroniques et les tumeurs blanches articulaires, un liniment de 30 grammes d'acide sulfurique et 90 grammes d'huile d'olives.

Antidotes : si l'empoisonnement par cet acide est récent, il survient de copieux vomissements ; l'on doit alors gorger le malade de boissons mucilagineuses et oléagineuses, donner de la magnésie. Si l'estomac est enflammé, on aura recours aux moyens ordinaires. Si l'on prévient l'inflammation, on pourra combattre l'hyposthénie par le vin, l'alcohol, les opiacés, etc.

ACIDES AZOTIQUE ET CHLORYDRIQUE.

Les acides azotique et chlorydrique jouissent de la même action hyposthénisante, vasculaire veineuse, que l'acide sulfurique ; mais on ne les emploie généralement que sous forme de bain, composé de 60 grammes d'acide azotique, 90 grammes d'acide hydrochlorique et 180 grammes d'eau ; mêler dans un flacon, et verser ce mélange dans 70 ou 80 kilogrammes d'eau chaude. Ce bain est usité dans les affections chroniques du foie, le rhumatisme, la goutte et la syphilis.

CHLORE, ACIDE OXYMURIATIQUE.

(CHLORUM).

On ne trouve le chlore dans la nature que combiné à d'autres corps. Ce gaz est d'une couleur jaune verdâtre, d'une saveur désagréable et d'une odeur suffocante. Il est composé de 4 parties de sel commun, une de peroxide de manganèse, et 2 d'acide sulfurique.

La lumière, le calorique, l'air et le temps le décomposent et le transforment en acide chlorydrique. Le chlore liquide est une dissolution saturée de ce gaz dans l'eau mêlée avec un volume et demi de gaz. Cette préparation a été préconisée contre l'hydrophobie, les affections chroniques de la poitrine, les fièvres typhoïdes, putrides et les convulsions congestives; la dose est de 4 à 16 grammes et plus, dans 120 grammes de sirop de guimauve et 120 grammes d'eau distillée; conserver dans un flacon bien bouché et dans un endroit obscur. A prendre en huit fois. Le chlore liquide doit être récemment préparé, et on doit le boire sans en respirer la vapeur. A l'extérieur, on s'en sert en lotion contre la gale, la teigne et les engelures. Comme désinfectant, imprégner de chlore, de la chaux mouillée éteinte; le chlore se dégage peu à peu de ce composé exposé à l'air. Si on se lave les mains avec du chlore liquide, l'on se préserve de toute contagion par le toucher.

D'après l'avis de M. Orfila, les antidotes du chlore sont l'ammoniaque et l'esprit de vin.

ACIDE CITRIQUE.

(ACIDUM CITRICUM.)

Cet acide existe dans le citron, l'orange, et les fruits rouges acidules. Les boissons citronnées s'administrent dans toute affection inflammatoire, les vomissements des femmes enceintes, et dans tous ceux qui dépendent d'une surexcitation de l'estomac; dans toutes les obstructions du foie, de la rate, et les difficultés d'uriner; dans la dysenterie. On donne le jus de citron à la dose de 30 grammes, dans 45 grammes d'huile d'amandes douces, et 12 grammes de sirop de gomme, à prendre par cuillerée chaque 3 heures. Les auteurs citent des fièvres intermittentes guéries par ce jus dans du café, ou dans la décoction de quina. Quelques verres de limonade bien acide dissipent promptement l'ivresse. On prépare la limonade ordinaire avec un ou deux citrons coupés par tranches dans une carafe d'eau sucrée. La limonade cuite se prépare en coupant les citrons dans l'eau bouillante. A l'extérieur le jus de citron a réussi contre les éruptions de la peau, les taches à la figure et les dartres; dans ce dernier cas on le combine avec le beurre frais.

VINAIGRE, ACIDE ACÉTIQUE IMPUR.

(ACIDUM ACETICUM DILUTUM.)

Cet acide existe dans beaucoup de végétaux, libre ou combiné à la potasse. Le vinaigre est regardé comme un moyen préservatif contre l'hydrophobie ; mêlé avec du miel , il forme l'oximel, qui est expectorant. Le vinaigre a été recommandé contre le scorbut, l'ivresse alcoholique , l'empoisonnement par l'opium et par l'ammoniaque.

A l'extérieur, en fomentation et en vapeur, il réussit dans la rétention d'urine, les douleurs de lá matrice , les pollutions involontaires et les contusions. L'on se sert dès applications froides de vinaigre sur le front et, les tempes, dans les cas de migraine.

La dose ordinaire à l'intérieur est de 16 à 30 grammes dans un demi-kilogramme d'eau.

A l'extérieur, on l'emploie pur ou mêlé avec de l'eau.

MOUTARDE.

(SINAPIS.)

Plante indigène, annuelle, cultivée en Alsace et en Picardie.

La dose à l'intérieur est de 16 grammes de moutarde blanche divisés en deux paquets, à prendre un le matin et un le soir, dans le traitement des affections des organes du ventre, la perte d'appétit, le malaise général du corps, et surtout la coqueluche.

Sa décoction guérit les engelures, la gale, etc.

Appliquée à l'extérieur, la moutarde en poudre, délayée avec du vinaigre ou de l'eau bouillante, et étendue sur des cataplasmes émollients, produit une révulsion toujours favorable dans les circonstances que tout le monde connaît, et notamment appliquée sous la plante des pieds, pour déplacer l'érysipèle fixé aux parties supérieures du corps.

COCHLÉARIA OFFICINAL.

(COCHLEARIA OFFICINALIS.)

Le cochléaria officinal est une plante de la famille des crucifères, cultivée dans des endroits frais et humides. L'on n'emploie que les feuilles fraîches que l'on mâche pour corriger l'altération des gencives. Cette plante jouit d'une propriété antiscorbutique depuis longtemps connue. Les malades atteints de scorbut boivent son jus pour arrêter de suite les symptômes de la maladie. L'on peut manger les feuilles en salade, seules ou mêlées à la chicorée. Le jus frais, filtré, se prend à la dose de 30 à 90 grammes.

ORDRE III.

Hyposthénisants lymphatico-glandulaires.

—

Les remèdes qui appartiennent à cet ordre portent plus spécialement leur action hyposthénisante sur les vaisseaux lymphatiques et les glandes.

MERCURE, VIF-ARGENT.

(HYDRARGYRUM.)

Ce métal se trouve dans la nature, amalgamé avec d'autres métaux; les principales mines qui le fournissent sont en Espagne et dans le Pérou.

Nous ne bornerons pas l'usage du mercure aux seules affections vénériennes; nous ferons connaître une foule d'autres maladies guéries à l'aide du proto-chlorure de mercure, appelé aussi *mercure doux* ou *calomélas*. D'abord pour les enfants, comme vermifuge, à la dose de 15 à 20 centigrammes; ensuite contre les scrofules, l'hydropisie du crâne et de la colonne vertébrale; comme préservatif des marques de la petite-vérole (variole), du choléra-morbus, en friction, mêlé à l'axonge.

Dans la diarrhée inflammatoire et la dysenterie, on l'administre à la dose de 20 centigrammes et plus, jusqu'à 5 et 8 grammes par jour.

Il a été vanté contre le délire tremblant des buveurs.

Au moyen de la pommade mercurielle, à la dose de 150 grammes en vingt-quatre heures, Delpech a promptement guéri une péritonite très-grave, conséquence d'une opération de la pierre.

IODE.

(iodium.)

L'iode a été découvert en 1822, par M. Courtois, manufacturier-chimiste de Paris, dans certains varecs et quelques eaux minérales.

L'iode, que M. Coindet a introduit dans la matière médicale, a été vanté dans le bronchocèle (le goître), les engorgements lymphatiques des glandes mammaires, toute maladie cancéreuse, la polysarcie (embonpoint excessif), les tumeurs pulmonaires et les scrofules; dans ce dernier cas, extérieurement et intérieurement.

La dose à l'intérieur est de 4, 6 ou 10 gouttes de sa teinture dans une émulsion.

Extérieurement, à la dose d'un gramme mêlé avec 24 grammes d'axonge, en friction.

La pommade d'hydriodate de potasse réussit assez bien dans le traitement des caries scrofuleuses, des abcès, des fistules; enfin, on s'en sert en friction le long de l'urètre, dans la blennorrhée virulente cordée.

Antidotes : l'opium, la morphine, l'alcool, etc.

ÉPONGE BRULÉE.

(SPONGIA USTA.)

L'éponge brûlée ne doit ses propriétés qu'à l'iode qu'elle contient; elle est administrée dans les mêmes cas de bronchocèle et d'engorgement lymphatique.

La dose en pastilles est de 60 à 120 centigrammes pour les enfants, et de 1 à 3 grammes pour les adultes, deux ou trois fois par jour.

Les pastilles sont composées d'éponge brûlée, 15 grammes; extrait de réglisse, 30 grammes; mucilage de gomme arabique, quantité suffisante pour faire 48 pastilles. On commence par en prendre deux par jour en augmentant jusqu'à huit.

Les pilules contre le goître, les indurations des testicules et autres engorgements glandulaires, sont composées de 60 centigrammes d'hy-

driodate de potasse, 1 gramme d'eau distillée,
20 grammes d'éponge brûlée et autant d'extrait
de salsepareille, pour faire 180 pilules, à prendre
de douze à vingt par jour.

BROME.

(BROMUM.)

Le brome est un corps simple que M. Balard,
de Montpellier, a découvert en 1828, dans les
eaux de la mer, à l'état de bromure de sodium,
de magnesium et de calcium, dans les eaux minérales de Bourbonne-les-Bains, de Lons-le-Saul-
nier, dans l'éponge et dans plusieurs espèces de
plantes maritimes.

Le brome, d'une couleur rouge noirâtre, est
d'une odeur suffocante très-désagréable; il est
peu soluble dans l'eau, mais très-soluble dans
l'alcohol et les éthers.

Les effets du brome étant analogues à ceux de
l'iode, M. Pourché l'a employé avec succès contre
le bronchocèle (goître), l'otirrhée (écoulement
de pus par l'oreille) ancienne, scrofuleuse, et
autres maladies de ce genre. Le brome a également réussi à M. Magendie dans les maladies
utérines accompagnées d'aménorrhée et d'hypertrophie du cœur. D'autres praticiens en vantent

beaucoup les effets dans le traitement du bubon vénérien et autres accidents de la vérole.

Appliqué à l'extérieur à forte dose, il détruit l'épiderme sans porter atteinte au derme. L'on s'en sert sous forme de cataplasme ou en onguent, dans la proportion d'une partie de sa solution sur dix ; cette solution est composée d'une partie de brome et quarante parties d'eau distillée.

L'onguent de bromate de potasse, à la dose de 8 grammes mêlés avec 30 grammes d'axonge, a réussi contre les dartres humides.

A l'intérieur, en pilules, bromure de mercure, 1 gramme ; extrait de réglisse, quantité suffisante pour faire 60 pilules, à prendre trois par jour.

En solution, 20 centigrammes de brome pur dans 150 grammes d'eau distillée et 30 grammes de sirop simple ; mêler ; à prendre une petite cuillerée matin et soir, dans un demi-verre d'eau pure.

BARYTE.

(BARITES.)

La baryte protoxide de baryum, a été découverte en 1774, par Scheele. Combinée avec différents acides, elle forme des sels particuliers tels que l'hydrochlorate, l'azotate de baryte.

L'hydrochlorate de baryte, d'une saveur amère

très-piquante, est préférablement employée en médecine , dans le traitement des scrofules , des inflammations glandulaires, dans plusieurs maladies de la peau, télles que les dartres, la gale, la teigne, etc.

Aschendorf a guéri les indurations du cardia (ouverture supérieure de l'estomac) à l'aide de la baryte, qui a également réussi entre les mains d'autres praticiens, dans les engorgements et les obstructions du foie, la blénnorrhée opiniâtre, l'écoulement de la membrane muqueuse génito-urinaire, dans les tubercules pulmonaires , le squirrhe et les affections vermineuses.

La baryte et ses préparations ne diffèrent de l'iode et du brome, que par leur degré d'action moins prononcé.

A cause de l'action caustique de la baryte, on ne l'administre à l'intérieur qu'après l'avoir délayée dans un véhicule convenable ; pour cela l'on prescrit l'hydrochlorate de baryte, dissous à la dose de 16 grammes dans 60 grammes d'eau distillée ; à prendre 5 ou 10 gouttes, deux ou trois fois par jour pour les enfants, et de 20 à 60 gouttes pour les adultes, dans une tasse de thé ou de tilleul.

CHLORURE DE CALCIUM.

(CHLORURATUM CALCII.)

Le chlorure de calcium, -hydrochlorate de chaux, est formé de 19 parties de calcium et de 100 parties de chlore. On en fait usage contre tous les engorgements lymphatiques et le cancer. On a vanté la potion suivante contre la phthisie pulmonaire: 6 décagrammes d'hydrochlorate de chaux pur et dissout, 30 centigrammes d'extrait de jusquiame, 180 grammes d'eau distillée, et 2 décagrammes de sirop de framboise, à prendre une cuillerée à bouche quatre fois par jour.

La gale et les dartres ont également cédé à à l'usage de l'onguent composé de 60 grammes d'hydrochlorate de chaux, 30 grammes de soufre lavé et 300 grammes d'axonge. Mêler, frictionner les points malades matin et soir.

En solution pour le cancer, 10 à 15 centigrammes deux ou trois fois par jour.

Antidotes : l'opium, et les aromatiques.

CIGUE.

(CICUTA MAJOR. — CONIUM MACULATUM.)

La ciguë est une plante indigène et bisanuelle, elle croît dans les terrains bas et humides. Famillé dés ombellifères (pentandrie diginie Lin.)

Les acides diminuent beaucoup l'énergie de la ciguë. On emploie en médecine les feuilles, et leur extrait.

Un grand nombre de praticiens ont préconisé cette plante contre les inflammations des glandes qui tendent vers l'induration avec apparence de squirrhe et de cancer, contre les scrofules et l'induration des testicules qui auraient même pour cause la syphilis, dans les vomissements par induration du pylore, la phthisie catarrhale et scrophuleuse.

La dose des feuilles en poudre est de 10 à 20 centigrammes plusieurs fois par jour.

L'extrait 1 à 4 grammes par 24 heures. En cataplasme, feuilles de ciguë et de mauves, de chaque, 15 grammes; lait de vache, 60 grammes; mie de pain, quantité suffisante; faites cuire à un feu léger.

ORDRE IV.

Hyposthénisants gastriques.

—

Les médicaments en général ne produisent d'action dynamique qu'autant qu'ils sont absorbés, et non par leur contact immédiat avec la muqueuse de tel ou tel organe, comme plusieurs l'ont pensé jusqu'à présent. Le tartre stibié, par exemple, appliqué sur la peau ou injecté dans les veines, à dose convenable, provoque le vomissement aussi bien que lorsqu'on l'introduit dans l'estomac, et porte tout aussi bien son action dynamique sur le système vasculaire artériel.

L'ordre de remèdes qui nous occupe, malgré leur action générale sur tout l'organisme, agit plus particulièrement sur l'organe gastrique (l'estomac).

BISMUTH.

(BISMUTHUM.)

On trouve le bismuth, 1° à l'état natif, uni avec un peu d'arsenic, en France dans les mines de la Bretagne, à la vallée d'Osson, dans les Pyrénées, en Suède, en Saxe, 2° à l'état d'oxyde; 3° combiné avec le soufre et l'arsenic.

Dissous dans l'acide nitrique, il se précipite par l'eau à l'état de nitrate de bismuth avec excès d'oxyde; c'est le sous-nitrate et sous-azotate de bismuth, appelé autrefois magistère de bismuth, blanc de fard.

Les heureux effets du bismuth ont été généralement observés dans le traitement de toutes les affections de l'estomac. Trousseau, Lombard, etc., ont guéri assez promptement, à l'aide du sous-azotate de bismuth, des gastralgies avec extrême irritabilité. Bonat, Carminati et une foule d'autres praticiens distingués, ont traité avec succès la pénible digestion avec une grande sensibilité à l'estomac, les vomissements opiniâtres, lors même qu'ils ont pour cause un squirrhe au pylore. Les crampes d'estomac trouvent dans le bismuth un excellent remède.

Odier cite plusieurs cas de migraine guéris par cette substance; il la conseille également contre la colique.

Le bismuth, à haute dose, a été vanté dans l'inflammation aiguë de l'estomac, après avoir pratiqué la saignée. La dysenterie a été traitée par ce même moyen.

L'aménorrhée, les douleurs aux reins qui accompagnent la menstruation ou les inflammations de la matrice, la blennorrhée, l'artrite, le tétanos, l'épilepsie, l'apoplexie, le délire fébrile ont été puissamment combattus par l'usage du bismuth. Enfin, Lée l'a prôné comme un puissant moyen contre le choléra.

M. Jules Cloquet a proposé d'insuffler dans l'œil de l'oxyde de bismuth pour guérir les taches de la cornée.

La dose du sous-nitrate de bismuth varie selon la gravité des cas et le degré de tolérance du malade. La manière la plus simple de l'administrer est en pilules, de la manière suivante :

Sous-azotate de bismuth . . . . . 1 gramme.
Racine de belladone en poudre.. 15 centigr.
Rhubarbe en poudre . . . . 4 grammes.

Sirop de sucre, quantité suffisante pour faire 80 pilules, à prendre trois par jour.

Dans le traitement des fièvres intermittentes, l'on a aussi employé l'oxyde de bismuth à la dose de 10 à 15 centigrammes toutes les trois heures, durant l'apyrexie. Le même oxyde a guéri des vomissements rebelles à tout autre remède.

Albers a conseillé, dans les cas de cardialgie hystérique, les pilules suivantes :

Assa fœtida. . . . . 32 gram.
Sous-azotate de bismuth, ⎫
Huile de valériane. . . . ⎬ de chaq. 4 gram.

Mêlez, faites des pilules de 10 centigrammes chaque, à prendre 5, 8 ou 10 toutes les deux heures.

CASSE.

(QUASSIA AMARA.)

On appelle *casse* le fruit du canneficier et la pulpe de ce fruit. Cet arbre est originaire du Surinam et des îles de la Jamaïque (décand.

monog., Lin.), ses fruits ou gousses nous viennent particulièrement des Antilles, sous le nom de *casse en bâtons*, d'un brun foncé à l'extérieur, partagés à l'intérieur par des cloisons horizontales entre chacune desquelles est une graine ovoïde entourée d'une pulpe brune rougeâtre et aigrelette. Si l'on passe cette pulpe à travers un tamis de crin, on obtient la casse mondée.

Les auteurs rapportent avoir guéri avec le bois de casse la fièvre quarte opiniâtre, accompagnée d'enflure de tout le corps avec difficulté de respirer. Borde, Schleger, etc., ont pareillement traité avec la casse les fièvres continue, étique et bilieuse; l'aménorrhée qui suit l'accouchement, l'ématurie et la métrorrhagie.

Cet hyposthénisant gastrique jouit de la faculté de produire l'appétit qui est toujours un état négatif incompatible, en quelque sorte, avec les hypersthéniques. Tout le monde sait que les dérangements des fonctions de l'estomac sont toujours la conséquence des irritations lentes du tube digestif, produites par des excès d'alimentation.

La casse agit encore merveilleusement dans les distensions considérables de l'abdomen avec douleur vers l'orifice supérieur de l'estomac après le repas. On l'administre également dans les cas de hernie avec vomissement, tuméfaction et douleur du ventre.

La dose du bois de casse concassé est de 8 grammes, infusés pendant une heure dans un demi-kilogramme d'eau bouillante, à prendre en quatre fois dans la journée.

La dose de la casse mondée est de 60 à 120 grammes et plus, en décoction dans un kilogramme d'eau, à prendre par verrée plusieurs fois par jour.

RACINE DE COLOMBO.

(RADIX COLUMBI.)

Lamarck a désigné sous le nom de *menispermum palmatum*, et Decandolle sous celui de *coculus palmatus*, la plante qui donne la racine de colombo (famille des ménispermées, dodécand. digyn., Lin.), originaire des environs de Colombo, capitale de l'île de Ceylan.

L'on emploie généralement cette racine dans le traitement de la dysenterie, surtout dans celle qui accompagne la dentition chez les enfants, et dans celle des nouvelles accouchées ; dans les cas de diarrhée et de vomissements opiniâtres. Enfin, cette racine a été préconisée par une foule d'auteurs dans les dérangements d'estomac caractérisés par l'état rouge de la langue, les rots, la perte d'appétit, et autres symptômes que présentent les personnes sédentaires, à la suite d'aliments indigestes et échauffants.

M. Percival emploie contre la diarrhée la racine de colombo à la dose de 8 grammes, mêlés avec 4 grammes d'oléo sucré de maïs ; on en fait une poudre qu'on divise en seize paquets, à prendre un toutes les quatre heures.

L'on prescrit aussi la racine en poudre depuis 1 jusqu'à 8 grammes.

La dose, en décoction et en infusion, est de 4, 8 à 12 grammes dans 240 grammes d'eau, à prendre par demi-tasse de temps en temps dans la journée.

ABSINTHE.

(ARTHÉMISIA ABSINTHIUM.)

L'absinthe est une plante indigène, vivace, croissant dans les lieux incultes, famille des corymbilifères (singénésie poligamie Lin.), très-amère et d'une odeur très-forte. Les praticiens ont préconisé cette plante dans les maladies chroniques de l'estomac et les mauvaises digestions. Ce qu'on appelle vulgairement faiblesse d'estomac n'est le plus souvent qu'un phénomène secondaire d'inflammation sourde de cet organe. Conséquemment il n'est pas surprenant qu'on ait guéri en peu de jours par l'usage de cette plante, des obstructions chroniques du foie et de la rate, des gastro intérites et des gastro hépatites chroniques et aiguës ; dans ce dernier cas, l'on fait précéder d'une saignée, l'usage de l'absinthe combinée avec 40 grammes de magnésie.

La dose de la poudre d'absinthe est de 1 gramme à 4, l'infusion chaude avec les sommités de la plante est de 30 grammes, l'extrait de 50 à 150 centigrammes.

SEMEN CONTRA.

(SEMINA SANTONICI.)

Arbuste qui croît dans l'Arabie et le nord de l'Afrique. En médecine l'on n'emploie que les graines, d'une odeur aromatique et d'une saveur amère. On ne les administre que dans les affections vermineuses et particulièrement chez les enfants à la dose de 1 gramme à 1 gramme et 1/2 en infusion.

GENTIANE.

(GENTIANA LUTEA.)

La gentiane est une plante vivace indigène, qui croît sur les montagnes de Suisse, des Alpes, d'Auvergne, du Bugey, famille des gentianées (pentandr. digynie Lin.).

La racine de gentiane, qui est la seule partie de la plante dont on fasse usage en médecine, jouit d'un degré très-prononcé d'hyposthénie sur l'appareil gastrique, dans les digestions difficiles, etc.

Seule ou associée au quina elle a réussi contre les fièvres intermittentes et les scrophules. Boerhaave le qualifiait de remède souverain contre la goutte. La dose de la racine en poudre est de 2 à 4 grammes; cette dose doit être double pour l'infusion. En décoction, 15 à 30 grammes. L'extrait, 1 à 2 grammes par jour, en pilules, de la manière suivante : extrait de gentiane, 30 grammes, fiel de bœuf épaissi, 12 grammes, scammomée, 8 grammes ; mêlez, faites, S. A. 72 pilules, à prendre de 4 à 8, le matin à jeun.

TARAXACUM.

(LEONTODON TARAXACUM.)

Cette plante est vulgairement connue sous le nom de pissenlit ou dent de lion. Toute la plante, et surtout la racine, a été employée en décoction à la dose de 40 à 60 grammes dans un-demi kilogramme de bouillon de veau ou de poulet, à prendre en trois fois.

Le suc récent de la plante a été administré à

la dose de 15 à 60 grammes dans des cas de crachement de sang accompagné de respiration difficile, dans la phtisie tuberculeuse, et surtout la jaunisse.

La petite centaurée, la racine de fumeterre, le mille-feuilles, le houblon, la véronique, le cachou, la racine de bistorte, l'écorce et la racine de grenadier appartiennent au même ordre que les substances amères précédentes, jouissent des mêmes propriétés, mais à un degré plus faible, et aussi plus durable, pour prévenir les rechutes qui surviennent après l'administration du quina dans les fièvres intermittentes, il est prudent de combiner le quinquina ou ses préparations avec quelques-uns de ces remèdes.

ORDRE V.

Hyposthénisants entérites.

Les remèdes qui appartiennent à cet ordre agissent un peu plus sur les intestins que sur l'estomac, mais ils exercent particulièrement leur influence sur l'évacuation fécale.

TAMARIN.

(TAMARINDUS INDICA.)

On appelle *tamarin* la pulpe du fruit du tamarinier. Cet arbre, de la famille des légumineuses (tryandrie monogynie, Lin.), qui a été probablement importé par les Espagnols dans l'Amérique méridionale, est originaire des Indes-Orientales, de l'Arabie et de l'Égypte.

Le tamarin est une pulpe jaunâtre, rouge ou brune, renfermée dans une gousse solide, longue de quatre à cinq pouces, inégalement renflée, contenant au milieu de la pulpe quatre semences rouges anguleuses et comprimées. Le tamarin est quelquefois falsifié avec la pulpe de pruneaux et l'acide tartrique.

On emploie la pulpe de tamarin à la dose de 3 à 6 décagrammes, délayée dans beaucoup d'eau sucrée, comme boisson rafraîchissante et agréable, dans les fièvres inflammatoires, bilieuses, putrides, et dans les hémorrhagies.

Dans le traitement des constipations habituelles, de la dispepsie (habitude d'une mauvaise digestion), de la diarrhée, du méléna et de la dysenterie, on la donne à la dose de 6 à 9 décagrammes.

MANNE.

(MANNA CARABRICA.)

La manne est un suc concret fourni par des incisions que l'on fait à l'écorce du frène à fleurs (*fraxinus ormus*), du frène à feuilles rondes (*fraxinus rotundi folia*) et du frène excelsior, arbres qui croissent en Italie, dans la Calabre et la Sicile.

De la trois espèces de manne : 1° La manne en larmes, d'une couleur blanche la plus pure et la plus estimée ;

2° La manne en sorte d'une couleur jaunâtre, d'une saveur fade et nauséuse ; elle est la plus généralement employée en médecine ;

3° La manne grasse, d'une couleur brunâtre et d'une saveur plus désagréable que celle de cette dernière ; elle n'est usitée qu'en lavement.

On administre la manne comme laxatif, à la dose de 30 à 90 grammes, qu'on fait fondre à une douce chaleur dans du lait, du bouillon ou de l'eau. Elle convient surtout aux enfants, aux femmes enceintes, et aux personnes délicates, dans les coliques inflammatoires, la dysenterie, la toux sèche, et toute affection catarrhale chronique.

HUILES FIXES.

(OLEA FIXA VEL PINGUIA.)

Les huiles douces ou grasses s'obtiennent par la pression ou l'ébullition dans l'eau de plusieurs fruits ou semences des plantes dycotilédones. La plupart de ces huiles sont liquides à la température ordinaire.

Les huiles d'amandes douces, d'olives et de ricin jouissent des mêmes propriétés, et sont employées aux mêmes usages thérapeutiques.

On les administre à l'intérieur à la dose de 20, 30 à 60 grammes avec une infusion de thé ou de bouillon, dans les cas où les remèdes de cet ordre sont spécialement indiqués.

A l'extérieur, l'huile d'olive entre dans la composition d'emplâtres et liniments journellement employés.

HUILE D'AMANDES DOUCES.

(OLEUM AMYGDALARUM DULCIUM.)

Cette huile, préparée par l'expression des amandes douces, est liquide à la température de 10°, elle est d'un jaune doré, d'une odeur et d'une saveur semblables à celles des amandes douces; elle rancit très-facilement.

On emploie généralement l'huile d'amandes douces dans les indigestions chez les personnes délicates et sensibles; dans les constipations, dans les coliques, et en général dans les inflammations légères des membranes muqueuses.

Ou l'administre à la dose de 60 à 150 grammes en une seule fois, dans une tasse de bouillon, et mieux dans une tasse de thé, pour en faciliter la digestion.

Nous devons observer, quant aux huiles dont on se sert en médecine, qu'il est indispensable qu'elles soient récentes, car, sans cette condition, elles seraient plutôt nuisibles qu'utiles.

HUILE D'OLIVES.

(OLEUM OLIVARUM.)

On obtient cette huile par l'expression du fruit de l'olivier, de la famille des jasminées (diandr. monogyn., Lin.) L'huile vierge, qu'on obtient par l'expression à froid, est recommandée surtout comme calmant dans les affections inflammatoires du tube digestif. Elle est très-employée pour combattre les coliques qui se font sentir après la disparition d'une hernie étranglée. Cette huile, par l'heureuse modification qu'elle exerce sur les intestins, peut être considérée comme un

excellent vermifuge. On en a de tout temps cons-
taté l'avantage dans les affections des muqueuses
pulmonaires en général, et dans celles des voies
urinaires, de la vessie, de la matrice, etc.

On l'a également administrée à l'intérieur et à
l'extérieur dans toutes les affections rhumatis-
males, dans l'hydropisie, les fièvres putrides; enfin, à haute dose, elle a toujours été regardée
comme un contre-poison. Nous ferons observer
que, pour ce dernier cas, elle ne convient que dans
les empoisonnements occasionnés par des substances hypersthénisantes; alors la dose doit être
très-élevée.

L'action de cette huile étant un peu plus énergique que celle de l'huile d'amandes douces, la
dose ordinaire est de 3 à 8 décagrammes; on peut
augmenter cette dose selon la gravité des cas.

La dose par lavement, dans une décoction
émolliente, est de 120 à 130 grammes.

HUILE DE RICIN.

(OLEUM EX SEMINIBUS RICINI.)

On retire cette huile grasse du ricin commun,
ricinus communis, désigné aussi sous le nom de
palma christi, plante originaire de l'Inde et de
l'Afrique, genre de la famille des euphorbiacées

7

('monoécie polyadelphie, Lin.); on la cultive dans nos pays.

L'huile de ricin étant plus active que les deux dont nous venons de parler, exige aussi plus de précaution dans son emploi. On la prescrit dans les mêmes cas. En Angleterre, elle est regardée comme un doux purgatif dans les inflammations du tube digestif et des muqueuses en général.

On ne doit employer que la plus récente possible.

La dose est de 15, 30 à 60 grammes dans une tasse de thé.

CRÉME DE TARTRÉ.

(CREMOR TARTARI.)

Tartrate acide de potasse, bi-tartrate de potasse.

Ce sel existe dans le raisin et le tamarin. La lie de vin en contient beaucoup.

Le résultat de la combinaison par l'ébullition de huit parties de crême de tartre et deux parties d'acide borique dans 48 parties d'eau pure, constitue la crême de tartre soluble qui jouit des mêmes propriétés que le tartrate acide de potasse ; elle obtient même la préférence à cause de sa facile dissolution, et s'administre à la même dose de 4 à 12 grammes dissous dans un demi kilogramme d'eau édulcorée avec du sirop de gomme, et aromatisée avec du suc ou de l'essence de citron. C'est une boisson tempérante dans le cas de jaunisse, d'embarras gastrique, d'hydropisie, pour calmer la soif et la chaleur de la fièvre, etc.

Comme purgatif contre la constipation, la dose est de 40 à 60 grammes dans 240 grammes d'eau.

SULFATE DE MAGNÉSIE.

(SULFAS MAGNESIÆ.)

Le sulfate de magnésie, sel d'Epsom, de Sedlitz et d'Egra, est très-amer et d'un goût désagréable ; il existe dissous dans plusieurs eaux minérales, entre autres dans celles d'Epsom en Angleterre. On le prépare en faisant évaporer les eaux minérales qui en contiennent en quantité. Il est formé de 38 parties d'acide sulfurique, 18 de protoxyde de magnésie et 48 d'eau.

L'on donne le sulfate de magnésie à la dose de 30 grammes dissous dans l'eau tiède, et 45 grammes lorsqu'on veut obtenir un effet hyposthénisant énergique sur les intestins, et 4 à 6 grammes, plusieurs fois par jour, pour obtenir un effet hyposténisant général. L'on peut en corriger le goût désagréable en le combinant à 8 grammes d'acide sulfurique étendu d'eau.

Cet excellent purgatif exerce particulièrement son action hyposthénisante dans toute inflammation de l'estomac et des intestins. Afin d'écarter l'idée que quelques praticiens pourraient avoir sur l'action irritante locale de ce sel, l'on peut faire l'application de sa solution, sur des parties externes enflammées; et sous forme de collyre dans l'inflammation aiguë des yeux, avec le même avantage que des applications émollientes ou astringentes.

Le professeur Giacomini et le docteur Muguat citent la prompte guérison qu'ils obtenaient, à l'aide de 40 grammes de ce sel, contre une colique inflammatoire qui régnait épidémiquement dans une contrée de l'Italie en 1824. Il a également réussi dans les indigestions, les gastrites chroniques, la constipation et les conjestions cérébrales.

SULFATE DE POTASSE.

(SULFAS POTASÆ.)

Le sulfate de potasse, sel de duobus, tartre vitriolé, existe en dissolution dans quelques eaux minérales. Il est formé, d'après M. Berzélius, de 45 parties d'acide sulfurique et de 55 de potasse. Il se dissout dans 16 parties d'eau froide et 5 d'eau bouillante.

Ce sel jouissant de peu de solubilité est beaucoup moins usité que le sulfate de magnésie;
néanmoins à doses fractionnées, il a été employé
avantageusement pour diminuer la sécrétion
du lait chez les femmes qui ne nourrissent pas;
dans ce cas, la dose est de 12 à 20 grammes dans
180 grammes d'infusion de racine de rhubarbe,
à prendre par cuillerée toutes les heures; l'on
appliquera en même temps sur les seins un emplâtre de diachylon.

SULFATE DE SOUDE.

(SULFAS SODÆ.)

Le sulfate de soude, sel Glaubert, existe dans
plusieurs sources d'eau minérales. Il est composé,
d'après M. Berzélius, de 24, 64 d'acide sulfurique,
de 19, 36 de soude et 59 d'eau de cristallisation.
Il est très-soluble dans l'eau.

On l'administre dans les mêmes cas que le
sulfate de magnésie, et notamment dans les maladies de la peau, dans la jaunisse et les affections fébriles.

La dose est de 30 à 60 grammes dans un demi
bouillon d'herbes, de veau, une infusion de fleurs
de mauves ou de guimauves.

SOUS CARBONATE DE MAGNÉSIE.

(SUB CARBONAS MAGNESIÆ.)

Le sous carbonate de magnésie, carbonate de magnésie, magnésie blanche, craie magnésienne, résulte de la combinaison de la magnésie avec l'acide carbonique. On l'obtient en traitant la dissolution de sulfate de magnésie par le carbonate de potasse bouillant, avec du bi-carbonate de magnésie auquel on ajoute une petite quantité d'acide sulfurique étendu d'eau; on obtient une excellente eau gazeuse artificielle, préférable à l'eau de Seltz.

Les personnes chez lesquelles la digestion se fait trop lentement, peuvent faire usage d'une bonne prise de la préparation suivante : sous-carbonate de magnésie et acide tartrique, parties égales, mêlés avec une partie de sucre....

SÉNÉ.

(FOLIA SENNÆ.)

On nomme séné les feuilles de plusieurs espèces du genre cassia que Linnée avait confondues sous le nom de cassia senna, famille des légumineuses (décandrie monog. Linn.), originaire de l'Egypte, de l'Arabie et de la Syrie; le *cassia senna* ou *obovata* est cultivé en Espagne et en Italie.

Le séné, d'après MM. Lassaigne et Feneulle, contient une substance particulière appelée cathartine, qui paraît être le principe actif du séné. Elle est soluble dans l'eau et dans l'alcool, mais non dans l'éther.

L'on peut prescrire la cathartine ou sénine à la dose de 25 à 30 centigrammes, selon l'âge et la constitution du malade, soit en pilules ou en potion.

Les feuilles ou folicules de séné s'administrent à la dose de 2, 4 à 8 grammes en infusion dans 140 à 180 grammes d'eau bouillante, de bouillon de la soupe, dans du café, ou cuites avec des pruneaux. Dans ces cas les malades prennent le séné sans s'en apercevoir.

On emploie le séné chez les personnes délicates, les femmes grosses et les enfants, toutes les fois qu'on veut obtenir des évacuations alvines.

RHUBARBE.

(RADIX REI ELECTI.)

Plante vivace, originaire de la Chine et de la Tartarie, cultivée en France dans le département du Morbihan, famille des polygonées, genre de l'ennéand. trigyn. Linn. La racine seule est usitée en médecine.

On distingne 3 qualités de racines de rhubarbe, celle de Moscovie, de la Chine et l'indigène : les 2 premières qualités sont les plus estimées. La meilleure manière d'admiuistrer la rhubarbe pour l'estomac et les intestins, c'est de la mâcher et d'en avaler la salive le matin à jeun. La dose de la poudre, comme purgatif, est de 2 à 4 grammes; la teinture aqueuse, de 20 à 60 grammes; l'extrait, de 3 à 8 grammes, et le sirop pour les enfants, de 30 à 60 grammes, selon l'âge.

A petites doses, la rhubarbe est un hyposthénisant de l'estomac; à doses plus élevées, elle étend son action dynamique sur les intestins et agit à la manière des remèdes qui appartiennent à cet ordre. Elle réussit dans le cas de mauvaises digestions, les rots, les constipations, la jaunisse, les aphthes des enfants, et dans l'ulcère des reins.

JALAP.

(RADIX JALAPÆ.)

Cette plante appartient à la famille des convolvulacées, elle croît au Mexique et dans l'Amérique du Sud, et tire son nom de Xalapa, ville du Mexique, d'où elle a été apportée en 1720 : on emploie la racine.

La dose ordinaire de la poudre finement pulvérisée de jalap est de 1 gramme, mêlée avec 1 gramme et demi de poudre de rhubarbe; contre les constipations habituelles, les conjestions du cerveau, l'hydropisie, les affections vermineuses et notablement le tænia (ver solitaire.), les picotements et les douleurs intestinales qui en dépendent. On peut également administrer cette racine en émulsion à la dose de 40 centigrammes de la poudre impalpable, 50 centigrammes de sous-carbonate de potasse, et 2 grammes de sucre blanc; broyez le tout et versez par dessus peu à peu 170 à 230 grammes de lait d'amandes douces, à prendre en deux doses égales.

On administre la même racine en lavement contre le croup, à la dose de 20 à 30 grammes suspendue dans une forte décoction de graines de lin; si le premier lavement n'a pas amené d'amélioration, un second, plus léger, 2 heures après, produit un soulagement marqué.

ALOÈS SUCCOTRIN.

(ALOÈS SUCCOTRINUS.)

On distingue dans le commerce trois qualités d'aloès qui croissent en Afrique, aux environs du cap de Bonne-Espérance : le succotrin qui est le plus pur, l'hépatique et le caballin. On obtient l'aloès succotrin en coupant à leur base les feuilles de l'aloès succotrin et *spicata*, et les dressant dans un vase, la partie coupée en bas.

De tout temps l'usage de l'aloès a été avantageux contre les hépatites chroniques (affection chronique du foie), la jaunisse, les obstructions, etc. la perte d'appétit, l'indigestion, la digestion lente et difficile, les irritations chroniques des intestins, les coliques inflammatoires, les dysenteries, les maladies chroniques de la matrice. On sait que Stahl et ses élèves, ainsi que Cullen, l'ont employé sans inconvénient pour soulager ou guérir les hémorrhoïdes.

La manière la plus ordinaire de prescrire l'aloès est en pilules. La dose est de 3 à 5 centigrammes; si l'on veut obtenir des effets hyposthénisants gastriques de 10, 20, 30 centigrammes, comme purgatif, et un gramme à un gramme et demi pour obtenir une action hyposthénisante générale.

SCAMMOMÉE.

(SCAMMOMIUM.)

La scammomée (convolvulus scammomeæ) est une plante qui croît en Syrie, dans les environs d'Alep et dans plusieurs autres contrées de l'Orient;

famille des convolvulacées (pentand. monog. Linn.); c'est de la racine de cette plante qu'on tiré la substance gommo-résineuse qu'on nomme scammomée.

On en distingue deux espèces, la scammomée d'Alep et celle de Smyrne. Cette dernière est la meilleure et la plus usitée. Cette gomme-résine jouit des mêmes propriétés que le jalap et l'aloès, et s'administre dans les mêmes cas. Les effets de la scammomée sont gastriques, intestinaux lorsqu'elle est prise à petite dose, et vasculaires généraux à dose élevée.

Comme les principes résineux, en général, sont difficiles à digérer, la scammonée est regardée alors comme stimulant âcre et presque corrosif.

Le moyen le plus rationnel et le plus convenable pour administrer ce remède à l'intérieur, c'est de le broyer exactement avec des amandes douces et du sucre, pour en faire une émulsion comme on fait pour le jalap et la gomme gutte.

Pour obtenir des effets entérites la dose est de 30 à 60 centigrammes lorsqu'elle est mêlée avec des substances mucilagineuses; et lorsqu'on la donne seule, la dose est de 15 à 20 centigrammes.

Si l'on veut obtenir des effets hyposthénisants généraux, la dose doit être augmentée selon la tolérance du malade.

GOMME GUTTE.

(GUMMI GUTTÆ.)

Gomme-résine fournie par le cambusia-gutta (poliand. monogynie, Linn.), originaire de Ceylan, et de la presqu'île Camboge.

La gomme-gutte à petite dose est un hyposthénisant entérique, et à haute dose, un hyposthénisant général. L'on peut faire usage dans certaines coliques d'une cuillerée à la fois de l'élixir de Giacomini ainsi composé : gomme-gutte en poudre, 15 grammes, qu'on met en digestion dans 240 grammes d'eau-de-vie à 20 degrés; après avoir filtré, on ajoute 120 grammes de sirop de sucre et autant d'eau bouillante, l'on remue le tout pendant quelques minutes.

On peut donner cet élixir à dose plus élevée dans l'hydropisie, la dysenterie et la diarrhée inflammatoire.

HUILE DE CROTON TILLIUM.

(OLEUM CROTONIS TILLII.)

L'huile de croton-tillium est retirée par l'expression des semences du croton-tillium ou tiglium, originaire des Indes-Orientales, famille des euphorbiacées (monec. monadelph. Linn.)

Cette huile jouit d'une action hyposthénisante très-active, qui se déclare sur toute la constitution lorsque la dose est élevée, sur les intestins seulement si elle est moindre.

L'on a eu recours à ce remède à la dose d'une goutte dans les cas ordinaires, et deux gouttes à la fois dans les cas d'inflammation les plus graves, lors même qu'on veut combattre le tænia (vers solitaire); cette dose suffit contre les constipations opiniâtres qui résistent aux moyens ordinaires, contre l'hydropisie, la conjestion cérébrale, l'appoplexie, l'aliénation mentale, le *delirium tremens*, etc. Andral a guéri des névralgies par la seule application de cette huile ; enfin d'autres praticiens, tels que Bréra, Morichini et autres ont administré cette huile dans les inflammations aiguës de l'estomac et des intestins.

La manière la plus convenable pour administrer cette huile, c'est de la faire dissoudre dans de l'alcool à la dose d'une demi à deux gouttes, pour en faire, avec de la mie de pain, 8 pilules à prendre une chaque 3 heures; à l'extérieur, en friction, 10 à 16 gouttés dissoutes dans l'alcool.

A cause de l'action irritante de l'huile de croton nous préferons employer dans les inflammations aiguës de l'estomac et des intestins les autres huiles, le sulfate de magnésie, le tamarin, la manne, etc., dépourvus de toute action mécanique irritante.

ORDRE VI.

Hyposthénisants céphaliques.

—

Les remèdes de cet ordre modifient particuliè-rement les fonctions intellectuelles.

BELLADONE.

(ATROPA BELLADONA.)

La belladone, de la famille des solanées (pen-tandrie monog. Linn.), est une plante vivace qui croît dans les endroits sombres, dans certains bois et le long des murs. Elle a une odeur et une saveur nauséeuse un peu âcre.

Borda a démontré le premier la véritable action hyposthénisante céphalique de cette plante, en l'employant au lieu de saignée dans les maladies inflammatoires franches, soit qu'elles affectent l'appareil cérébro-spinal, soit qu'elles intéressent les autres organes, comme dans les pneumoni-tes, les pleurites, la phthisie; pour couper les accès de la fièvre étique, la coqueluche, les duretés inflammatoires du sein chez les femmes nouvellement accouchées, le squirre et le cancer, parmi les maladies cérébro - spinales, la rage, l'encéphalite aiguë, le délire hypersthénique, l'apoplexie, le tétanos, les névralgies, les ophthalmies en général et les inflammations de l'iris.

La dose des feuilles en poudre est de 5 à 15 centigrammes par vingt-quatre heures. La poudre de la racine, à dose double. L'extrait en pilules de 10 à 30 centigrammes par vingt-quatre heures; pour combattre l'étranglement herniaire, les inflammations des yeux, pour opérer la dilatation du col de l'utérus, l'on emploie la pommade composée de 8 grammes d'extrait de belladone, 30 grammes d'eau pure pour le dissoudre et 45 grammes d'axonge fondue.

Antidotes : l'alcool, les éthers, le vin, l'opium.

STRAMONIUM.

(DATURA STRAMONIUM.)

Le datura-stramonium, pomme épineuse, est une plante annuelle, indigène, croissant abondamment dans les lieux incultes ; famille de solanées. (pentandrie monogynie. Linn.)

Les parties de cette plante usitées en médecine sont les graines, les feuilles et l'extrait.

MM. Brandes, Geigner et Hesse ont tiré des

semences de cette plante un alcoloïde qu'ils ont nommé *daturine*, d'une saveur âcre et amère, soluble dans 280 parties d'eau froide et 72 d'eau bouillante, très-soluble dans l'alcool.

Le datura stramonium a un mode d'action analogue à celui de la belladone.

Les médecins anglais emploient beaucoup cette substance contre certaines maladies catarrhales de la poitrine, et notamment contre l'asthme.

Mérat s'en est servi contre la phthisie; d'autres contre l'inflammation chronique des gencives.

Dans les Indes et l'Amérique septentrionale on l'emploie comme un excellent préservatif contre la rage. Cooper, Harless et autres l'ont beaucoup vanté contre cette terrible maladie;

Stozck, contre l'aliénation mentale. Enfin dans les maladies des yeux, cette substance a produit d'heureux résultats.

La dose de l'extrait, qui doit toujours être conservé le plus frais possible, est de 5 à 15 centigrammes qu'on peut augmenter graduellement.

La poudre de ses feuilles se donne à la dose de 20 centigrammes à 1 gramme et demi. La teinture a été donnée contre l'asthme aigu, de 10 à 24 gouttes. Dans les affections asthmatiques on fume également en guise de tabac, des cigarettes de 60 à 80 centigrammes de pommes épineuses.

JUSQUIAME.

(HYOSCYAMUS NIGER.)

La jusquiame noire est une plante bisannuelle très-commune sur le bord des chemins, le long des vieux murs et dans des lieux incultes. Elle est d'une odeur et d'une saveur nauséabonde.

Les praticiens recommandent cette plante contre les affections morbides les plus rebelles, telles que, la méningite aiguë, l'hémiplégie et la rachialgite, contre l'hémoptysie et les hémorrhagies en général, contre le *delirium tremens* des buveurs, et enfin comme calmant dans toute affection inflammatoire, quelle qu'en soit la cause, au lieu de l'opium et de ses préparations trop souvent administrés de nos jours.

La dose de l'extrait dans les 24 heures est de 5 à 15 centigrammes, dans certains cas, jusqu'à 1 et 2 grammes. Dans les inflammations de poitrine l'on peut avantageusement combiner la jusquiame avec la digitale et le kermès.

Antidotes : l'alcool, l'éther, le vin, l'opium.

NICOTIANE.

(NICOTIANA TABACUM.)

Le tabac est une plante originaire de l'Amérique, et cultivée en France depuis que, vers le milieu du seizième siècle, Jean Nicot, de Nîmes, ambassadeur de François II en Portugal, y envoya les premières semences de tabac, qu'on appela ensuite nicotiane.

On regarde comme les meilleurs tabacs ceux qui croissent dans l'Amérique du Nord, et notamment dans la Virginie.

Cette plante appartient à la famille des solanées (pentand. monog. Linn.). Les auteurs ont vanté l'usage de la nicotiane, dans l'hydropisie, le catarrhe pulmonaire chronique, l'asthme et la coqueluche; en fomentation dans la dysenterie, la colique, les hernies et les bubons; dans les indurations aux mamelles, la gale, les dartres et la teigne.

Tout le monde connaît l'usage qu'on fait de la fumée du tabac en lavement contre les asphyxies. Nous ferons observer qu'il faut dans ce cas, que l'asphyxie dépende de causes hypersthéniques, comme chez les personnes pléthoriques, les nouveaunés, ainsi qu'après un excès de vin, d'alcool, d'opium, etc., ou à la suite d'une compression du cerveau produite par une cause mécanique.

Dans les asphyxies hyposthéniques, comme celles qui sont produites par le manque d'oxygène, par exemple chez les noyés; par les fortes pertes de sang, la soustraction du calorique, ou celles qui dépendent des poisons hyposthéniques, on doit sévèrement proscrire le tabac.

La nicotiane à l'intérieur se prend à la dose de 1 à 3 grammes en infusion. A l'extérieur la dose doit être double. L'extrait en pilules à la dose de 5 à 10 centigrammes.

Antidotes : le vin, les préparations de cannelle, de noix muscade, etc.

ORDRE VII.

Hyposthénisants spinaux.

Les remèdes qui appartiennent à cet ordre, exercent leur action hyposthénisante particulièrement sur le cervelet, et la partie antérieure de la moelle allongée et la moelle épinière.

STRYCHNINE.

MM. Pelletier et Caventou ont découvert cette substance alcaline végétale dans la fève de Saint-Ignace et la noix vomique.

La strychnine est une préparation très-dange-reuse. L'on ne doit s'en servir qu'avec la plus grande circonspection. L'on peut commencer par 5 milligrammes, matin et soir; on augmente gra-duellement jusqu'à 30 milligrammes; il n'est pas prudent de dépasser cette dose. L'on doit égale-ment mettre des intervalles plus ou moins longs pendant son administration; si l'on n'obtient pas des effets dans peu de temps, il ne faut pas la continuer.

Les praticiens ont obtenu des succès satis-faisants de l'emploi de la strychnine, principale-ment dans la paralysie consécutive et l'apoplexie. Pendant le traitement, les malades ressentent dans les membres paralysés des picotements et de vives douleurs accompagnées de secousses convulsives. Ces symptômes annoncent le retour de la sensibilité et du mouvement.

La strychnine a été également mise en usage dans toute excitation cérébrale, contre l'épilepsie, l'hydrophobie, la fièvre intermittente. On sait que Fallope et Gesner l'ont proposée comme antidote de la peste.

Antidote : l'opium, la morphine, l'alcool, l'ammoniaque.

TOXICODENDRON.

(RHUS TOXICODENDRON.)

Le rhus toxicodendron est un arbuste de la famille des térébinthacées (pentand. digyn. Linn.), originaire de l'Amérique du nord, on le cultive dans quelques-uns de nos jardins.

On assure que cette plante a la propriété de causer en la touchant, et même lorsqu'on s'expose à ses émanations, des pustules, des démangeaisons, de la rougeur, du gonflement partout où la peau est très-fine, et qu'il a même causé des érysipèles, le délire et les convulsions.

Dufresnoy a employé intérieurement le rhus toxicodendron dans le traitement de différentes espèces de dartres, et il a toujours eu à s'en féliciter, de même que dans la paralysie, l'amblyopie et l'amaurose; Gibson dans le traitement de la phthisie pulmonaire; et Durr dans l'incontinence d'urine et le diabète.

La dose des feuilles fraîches est de 2 grammes dans 180 grammes d'eau pure qu'on fait infuser dans une fiole bouchée. Après que l'infusion est faite on la coule et l'on ajoute 30 grammes de sirop de gomme, à prendre par cuillerée en un jour.

Breza prescrivait contre l'hydropisie la poudre de toxicodendron à la dose de 80 centigrammes mêlée avec 2 grammes de réglisse en poudre, et suffisante quantité de rob de sureau. Mêler, diviser le tout en 14 pilules, à prendre une toutes les trois heures.

DU PLOMB

ET DE SES DIVERSES PRÉPARATIONS.

Le plomb combiné avec l'oxygène, le soufre, et les divers acides, forme différents composés, et notamment les oxydes de plomb, tels que :

1° Le protoxyde de plomb, litharge (oxydum plumbi fusum seu lithargyrium).

Ce composé est toujours le produit de l'art. Combiné aux huiles grasses, il sert à préparer l'emplâtre diapalme, l'onguent de la mère, etc.

2° Le deutoxyde ou minium (oxydum plumbi rubrum), oxyde rouge de plomb. On ne le trouve pas non plus dans la nature. On l'obtient en faisant calciner, à l'air, du protoxyde de plomb combiné aux corps gras : il sert à former des emplâtres.

3° Le tritoxyde ou péroxyde de plomb; ensuite les chlorures, les iodures, etc.; et enfin l'acétate acide de plomb (acetus plumbi crystalliscus), sel ou sucre de saturne; il est toujours le produit de l'art. On le prépare en faisant bouillir de la litharge dans de l'acide acétique distillé. Les plaques de plomb ont été employées par les anciens pour fondre les engorgements inflammatoires du sein et d'autres glandes; pour guérir les plaies fongueuses, les ulcères, les blessures difficiles à cicatriser.

M. Réveillé Parise a réhabilité l'usage des lames de plomb en remplacement de la charpie, et la guérison des plaies et ulcères est plus facile, plus prompte et plus économique. Ce moyen a été adopté par un grand nombre de chirurgiens distingués, tels que Cloquet, Gendrin, etc. Enfin Goulard, Werdermann et autres, ont combattu heureusement toute espèce d'inflammation externe avec les différentes préparations de plomb.

La solution d'acétate de plomb est fréquemment employée pour mouiller les bandages des fractures, luxations, et autres lésions traumatiques, dans les inflammations qui surviennent aux pieds à la suite des longues courses.

A l'intérieur on ne prescrit guère que l'acétate de plomb, 1° en injection contre la diarrhée, la dysenterie chronique, la gonorrhée, la leucorrhée, et toute inflammation de l'urètre, et par la bouche, dans les coliques inflammatoires; dans l'hydrophobie, la mélancolie, etc. La dose de l'acétate de plomb à l'intérieur est de 2 à 4 centigrammes, jusqu'à 1 et même 2 grammes par jour, selon la gravité des cas et la tolérance du malade.

La solution de l'acétate de plomb qu'on emploie à l'extérieur, est de 15 grammes dans 1 kilogramme d'eau pure.

La pommade de M. Giacomini est composée de parties égales d'acétate de plomb et d'eau cohobée de laurier-cerise, mêlées avec le double de graisse récente.

L'on s'en sert contre les engelures, toute irritation externe et les démangeaisons.

Antidote : opium.

ARNICA MONTANA.

L'arnica montana est une plante vivace qui croît dans les Alpes, les Vosges et les Pyrénées; famille des corymb. (syngénésie, polygamie superflue, Linn.) On emploie les feuilles, les fleurs et les racines.

L'arnica a été on ne peut plus avantageux contre toute espèce de lésion traumatique, pour prévenir et guérir l'inflammation. Des praticiens distingués en ont étendu l'usage contre les douleurs de côté, la pleurésie, la pneumonie, la difficulté de la respiration, la toux catarrhale, les hémorrha-gies utérines et autres; contre les péritonites des accouchées, les indurations des mamelles, les engorgements de la rate, les fièvres intermittentes dans lesquelles Stoll le nommait le quina des pauvres; dans la paralysie en général, les inflammations lentes de la moelle épinière, contre la surdité, les vertiges, signes précurseurs de l'apoplexie. Dans toutes ces affections, il serait prudent de faire précéder d'une saignée l'action de l'arnica, bien inférieure par son degré à celle de la strychnine.

La dose des fleurs en poudre est de 5 centigrammes à 1 gramme par jour; les feuilles et les fleurs, en infusion, 1 à 2 grammes; les feuilles en poudre de 15 à 20 centigrammes.

ASSA-FOETIDA.

(RESINA ASÆ-FOETIDÆ.)

Suc gommo-résineux extrait par incision des racines du *fecula asæ-fœtidæ*, famille des ombellifères (pentandric. digynie. Linn.)

L'on a vanté cette substance contre l'épilepsie, les spasmes nerveux, les inflammations de la moelle épinière et de ses membranes, dans les convulsions hypersthéniques, qui ne dépendent pas de l'usage des substances hyposthéniques, telles que : le camphre, le nitre, la jusquiame, la belladone, etc.

La dose de l'assa-fœtida en pilules enveloppées d'une couche de gomme, et argentées pour en masquer la mauvaise odeur, est de 50 centigrammes à 1 gramme. On l'emploie en lavement dissoute dans l'alcool, et mieux dans un jaune d'œuf à la dose de 8 à 20 grammes.

Antidotes : l'opium, l'alcool, le vin.

VALERIANE.

(RADIX VALERIANÆ OFFICINALIS.)

Plante indigène qui croît dans nos bois. On la cultive aussi dans nos jardins. Famille des valériannées (triandrie monogynie, Linn.) On n'emploie que la racine.

La racine de valériane a été vantée de tout temps contre les engorgements glandulaires, l'aménorrhée, la rétention d'urine, les maladies du cœur, les fièvres putrides, nerveuses, et le typhus : contre l'épilepsie, les convulsions hypersthéniques, et les paralysies traumatiques. L'on doit récolter en mars et en avril la racine de valériane, qu'on peut donner en poudre à la dose de 1 à 4 grammes à la fois. On la prescrit aussi en infusion.

La cantharide, le camphre, la ciguë, l'aconit, etc. pourraient occuper leur place parmi les hyposthénisants spinaux.

DESCRIPTION

EXACTE

Des Maladies et des Symptômes qui les accompagnent.

FIÈVRES.

FIÈVRES INTERMITTENTES.

L'accès de ces fièvres commence par un frisson et un tremblement qui sont bientôt suivis de chaleur, et ensuite de sueur, laquelle est suivie de l'intermission. Néanmoins, dans les premiers jours de ces fièvres, surtout en automne, il y a quelquefois plutôt une diminution qu'une intermission ; le malade vomit également dans le frisson et dans la chaleur, et il souffre beaucoup de la soif et de la sécheresse de la langue. L'enflure du ventre qui se manifeste dans les enfants, et l'enflure des jambes dans les adultes, termine la fièvre ; la douleur des amygdales, l'enrouement, les yeux caves, la face hippocratique , sont des présages de mort.

Prenez du quinquina réduit en poudre fine , une once; et avec ce qu'il faut de sirop d'œillet ou de celui de roses sèches , faites un électuaire qu'il faudra partager en douze doses, que le malade prendra de quatre en quatre heures, buvant par-dessus un petit verre de vin, et commençant immédiatement après l'accès.

Pour empêcher la rechute , surtout dans la fièvre quarte, il faut réitérer la même chose trois fois chaque semaine. Si les pilules font plus de plaisir aux malades, on donnera les suivantes :

Prenez du quinquina pulvérisé, une once; et avec suffisante quantité de sirop d'œillet , formez des pilules d'une médiocre grosseur, dont on avalera six de quatre en quatre heures.

Si le malade a des nausées presque continuelles, et qu'il ne puisse avaler du quinquina, il avalera sept ou huit fois, dans l'espace de deux heures, une cuillerée de suc de limon nouvellement exprimé, avec un scrupule de sel d'absinthe. Dès que le vomissement aura cessé, on commencera l'usage du quinquina. — Dans les fièvres inter-, mittentes du printemps, un émétique donné à propos, en sorte qu'il puisse produire son effet avant l'accès, réussit quelquefois heureusement. D'autres fois, un lavement donné dans les jours d'intervalle, trois ou quatre jours de suite, guérit la fièvre.

Si, à la fin de la maladie, il survient une hydropisie, avant que la fièvre soit entièrement guérie, on ne doit pas employer les purgatifs, mais les infusions de racines de raifort sauvage, de sommités d'absinthe, de petite centaurée, de baies de genièvre, de cendre de genêt, etc., dans du vin.

Il arrive quelquefois, surtout chez les vieillards, qu'après la guérison de la fièvre et la purgation, le malade est très-faible, et rend, soit par la toux, soit par les crachats, une grande quantité de phlegme gluant et visqueux. Dans ce cas-là, il faut qu'il boive du bon vin d'Alicante, où l'on aura trempé du pain rôti. — Si la passion iliaque survient, on ordonnera un scrupule de sel d'absinthe dans une cuillerée de suc de limon, à prendre matin et soir; et dans les intervalles, le malade prendra de demi-heure en demi-heure, quelques cuillerées d'eau de menthe sans sucre. Après que la douleur et le vomissement auront cessé pendant deux ou trois jours, on donnera un gros de pilules cochées majeures dissoutes dans de l'eau de menthe. Pour prévenir la rechute, on continuera longtemps l'usage de l'eau de menthe, et on garantira le ventre du froid en le tenant bien couvert.

FIÈVRE STATIONNAIRE DES ANNÉES 1685 ET 1690.

La chaleur et le froid se succèdent alternativement; on sent des douleurs à la tête et dans les
membres; le pouls n'est pas fort différent de celui
des personnes qui sont en santé. Il y a quelquefois
de la toux et une douleur au cou et au gosier; la
fièvre redouble le soir, et le malade est agité et
altéré; sa langue est tantôt humide ; et alors
elle est entièrement couverte d'une pellicule
blanche et raboteuse; tantôt elle est sèche, et
alors le milieu se trouve d'une couleur brune, et
il est environné de tous côtés d'un bord blanchâtre. Quand on garde continuellement le lit,
cela attire le coma ou la phrénésie; le regime
chaud cause des taches de pourpre, des éruptions
miliaires plus rouges que les boutons de la rougeole, un pouls déréglé, des soubresauts des
tendons, et enfin la mort. Il survient au commencement des sueurs qui ne sont que sympto-
matiques; et si on les excite par des remèdes,
celles qui viennent de la tête sont gluantes, et la
matière morbifique se porte à la tête ou se jette
sur les membres.

On saignera du bras à la quantité de dix onces
de sang, et on réitérera la saignée, supposé que le
malade respire difficilement, qu'il ressente en

toussant une douleur de tête lancinante, et qu'il ait les autres signes de la fausse péripneumonie. Dans ce cas-là, il faut réitérer la saignée et la purgation jusqu'à ce que le malade soit guéri. Le soir on appliquera un vésicatoire, et le lendemain on donnera une douce purgation, qui sera réitérée de deux en deux jours jusqu'à trois fois; le jour de la purgation, on donnera à l'heure du sommeil la potion calmante que voici :

Prenez eau de primevère, trois onces; sirop de diacode, une once; suc de limon nouvellement exprimé, deux cuillerées : mêlez tout cela ensemble.

Les aphthes et le hoquet qui surviennent après la guérison de la fièvre se dissipent d'eux-mêmes. Si néanmoins ils durent longtemps, on en vient facilement à bout par le moyen d'une once de quinquina réduit en forme d'électuaire ou de pilules, avec suffisante quantité de sirop de coquelicot, buvant par-dessus chaque prise un verre de lait écrémé. Ce remède réussira certainement, pourvu qu'on ne le rende pas inutile en faisant tenir continuellement le malade au lit.

Ou bien, prenez eau de fontaine, une livre; eau rose, suc de limon et sucre fin, de chacune, quatre onces. Faites bouillir tout cela ensemble à petit feu jusqu'à ce que la liqueur ait écumé. Le malade en avalera trois onces toutes les fois qu'il voudra.

On ordonnera aussi le gargarisme suivant :

Prenez suc de pommes sauvages, demi-livre; sirop de framboise, une once : mêlez cela ensemble.

Si la fièvre cause des envies de vomir, en sorte que le malade ne puisse garder la potion purgative, on lui donera deux scrupules de pilules cochées majeures, et le soir un narcotique; par exemple, dix-huit gouttes de laudanum liquide dans une once d'eau de cannelle orgée.

La boisson du malade sera de la petite bière, ou bien de la décoction blanche, qui se prépare en faisant bouillir dans deux livres d'eau commune une once de corne de cerf brûlée, et édulcorant ensuite la liqueur avec suffisante quantité de sucre fin. — Après la seconde purgation, on permettra au malade de manger du poulet pour sa nourriture, et après la dernière, pourvu que la fièvre soit diminuée, on lui donnera le matin, l'après-midi et le soir, trois ou quatre cuillerées de vin de Canarie.

Dans le transport et dans le coma, rien n'est si bon que de raser la tête du malade, sans y appliquer d'emplâtre; il suffit de la tenir chaude avec un bonnet. — Il arrive quelquefois, dans les femmes vaporeuses, que la fièvre subsiste après la saignée et les purgations. Dans ce cas-là, pourvu qu'il n'y ait aucun signe de péripneumonie, on doit donner des remèdes hystériques deux ou trois fois par jour. — Pour ce qui est des enfants attaqués de la fièvre stationnaire, on leur appliquera deux sangsues derrière les oreilles, et ensuite un emplâtre vésicatoire sur la nuque du cou. — On les purgera avec la bière, où aura infusé la rhubarbe. — Si après la purgation, la fièvre paraît devenir intermittente, on emploira le julep avec le quinquina dont nous avons donné la description dans le chapitre de la fièvre intermittente, en parlant de celle des enfants.

FIÈVRE PESTILENTIELLE DES ANNÉES 1665 ET 1666.

Après avoir saigné le malade dans son lit, il faut le bien couvrir, et lui serrer le front avec une lisière de laine, et s'il ne vomit pas, on lui donnera le sudorifique suivant, ou un autre équivalent.

Prenez thériaque, demi-gros; électuaire d'œuf et poudre de pattes d'écrevisse composée, demi-scrupule; cochenille, huit grains; safran, quatre grains; et avec ce qu'il faudra de sucre de kermès, formez un bol que l'on donnera de six en six heures, et par-dessus six cueillerées du julep suivant:

Prenez eau de chardon-bénit et eau de scordium, de chacune quatre onces; eau thériacale, deux onces; sirop d'œillet, une once. Mêlez tout cela : pour un julep. —

Si le malade vomit, il faut différer le sudorifique jusqu'à ce que le malade, par le seul poids des couvertures, commence à suer, en jetant sur son visage une partie de son drap. — On entretiendra la sueur pendant vingt-quatre heures, en faisant boire de temps en temps au malade un petit verre de lait coupé avec de la bière, où l'on aura mis infuser de la sauge; ou bien un petit verre de bière dans laquelle on aura fait bouillir un peu de macis. Pendant la sueur on peut donner au malade de bons bouillons. — Lorsqu'il paraît une tumeur, il ne faut pas saigner. Durant les vingt-quatre heures qui suivent la sueur, le malade doit se tenir au lit, et éviter soigneusement le froid; il laissera sécher sur lui sa chemise, et prendra toujours sa boisson un peu chaude ; il faut aussi qu'il continue l'usage du lait coupé avec la bière, et altéré par la sauge; et le jour suivant on lui donnera une potion purgative ordinaire.

EXANTHÈMES.

FIÈVRE ÉRYSIPÉLATEUSE.

Toutes les parties du corps, et surtout le visage, sont enflées, douloureuses et très-rouges; la peau est couverte de petites pustules fort proches les unes des autres qui se convertissent quelquefois en vésicules qui se répandent sur le front et sur la tête ; les yeux sont cachés par l'enflure; le malade est tourmenté de frissons, de tremblements et de tous les autres symptômes de la fièvre. — Dans une autre espèce de la même maladie, qui arrive après avoir bu des boissons atténuantes, il survient une petite fièvre et des pustules semblables à celles que causent les piqûres d'orties, qui sont quelquefois élevées en forme de vésicules, qui disparaissent ensuite, se cachent sous la peau, causent une grande démangeaison, et se montrent de nouveau quand on les gratte. — Il y a une autre sorte d'éruption qui paraît le plus souvent sur la poitrine par une tache fort large, élevée à peine au-dessus de la surface de la peau, qui est furfureuse et qui fournit des écailles jaunâtres. Tant que cette tache subsiste, le malade se porte assez bien ; et quand elle s'évanouit, il est légèrement indisposé, son urine est trouble et jaunâtre. Ce mal se guérit par les mêmes remèdes que le prurit violent et opiniâtre. Le malade usera de vin et d'aliments de bon suc.

Il faut d'abord tirer neuf à dix onces de sang au bras, et le jour suivant on donnera une potion purgative ordinaire.

Prenez racines de guimauve et de lis, de chacune une once; feuilles de mauve, de sureau et de bouillon-blanc; fleurs de camomille et de mé-lilot, sommités de mille-pertuis et de petite cen-taurée, de chacune, une poignée; graine de lin et de fénu-grec, de chacune, demi-once. Faites bouillir le tout dans suffisante quantité d'eau, que vous réduirez à trois livres. Coulez la liqueur, et sur chaque livre ajoutez deux onces d'eau-de-vie. Trempez dedans un morceau d'étoffe de laine, que vous appliquerez deux fois le jour sur la partie malade; après quoi l'on se servira de la mixtion suivante:

Prenez eau-de-vie, une demi-livre; thériaque, deux onces; poivre long et clous de girofle en poudre, de chacun, deux drachmes. Faites une mixtion, dont on imbibera un papier brouillard pour envelopper la partie malade.

Si le mal ne cède pas à une saignée, on en fera une seconde, laissant toujours entre chaque saignée un jour d'intervalle. Les jours qu'on ne saigne pas, il faut ordonner un lavement composé

de lait avec le sirop violat; une émulsion rafraîchissante et un julep rafraîchissant.

FIÈVRE ROUGE.

Cette fièvre arrive à la fin de l'été, et attaque
principalement les enfants; ils ont d'abord un
frisson, sans néanmoins être fort accablés; toute
leur peau se couvre de petite taches rouges en
plus grand nombre, plus larges et plus rouges
que celles de la rougeole, et qui durent deux ou,
trois jours, après quoi elles se dissipent, et l'épiderme tombe par petites écailles semblables à du
son ou de la farine.

Prenez corne de cerf brûlée, et poudre de
pattes d'écrevisse composée, de chacune, demi-
gros; sucre candi, un gros. Faites de tout cela une
poudre très-fine qui sera partagée en douze
doses, dont on donnera une de six en six heures
au malade, et par dessus deux ou trois cuillerées
du julep suivant :

Prenez eau de cerises noires et eau de lait alexitère, de chacune, trois onces; sirop de suc de
citron, une once : mêlez cela ensemble.

ROUGEOLE.

Cette maladie attaque principalement les enfants. La chaleur et le froid se succèdent alter-

nativement le premier jour. Le second jour, la fièvre survient; le malade se trouve fort mal; il est attaqué de la soif et dégoûté de toute nourriture ; sa langue est blanche, sans être sèche, il a une toux petite et fréquente, une douleur de tête, avec une pesanteur des yeux et une continuelle envie de dormir ; il distille sans cesse de son nez et de ses yeux une humeur séreuse (ce qui est un signe certain de la prochaine éruption des pustules de la rougeole); il éternue; ses paupières se gonflent; il vomit; il lui survient une diarrhée qui fournit des déjections verdâtres; principalement lorsque c'est un enfant qui fait des dents.

Les accidents augmentent considérablement jusqu'au quatrième jour. Alors, et quelquefois le cinquième jour seulement, on voit paraître sur le front et sur le visage des taches rouges, semblables à des morsures de puces, qui augmentent en nombre et en grandeur, et se joignant en grappes, se serrent les unes contre les autres sur tout le visage, et le couvrent de taches rouges de différentes figures. Ces taches sont composées de petites bubes de même couleur, qui s'élèvent tant soit peu sur la surface de la peau, et dont on sent plutôt sous le doigt les inégalités lorsqu'on les touche légèrement, qu'on ne les aperçoit à la vue à quelque distance.

Ces taches, qui n'ont d'abord attaqué que le visage, s'étendent ensuite sur la poitrine, sur le ventre, sur les cuisses, sur les jambes et sur tout le corps. Elles sont larges et rouges, et presque point élevées au-dessus de la superficie de la peau. L'éruption des pustules ne diminue pas autant la violence des symptômes que dans la petite vérole. A la vérité, il n'y a plus alors de vomissement, mais la toux, la fièvre et la difficulté de respirer augmentent ; le larmoiement, l'envie de dormir et le dégoût continuent.

Vers le sixième jour, la peau du visage devient rude à mesure que les pustules s'évanouissent et que l'épiderme se déchire. Les taches du reste du corps sont très-grandes et d'un rouge très-vif. Vers le huitième jour il n'y a plus de pustules sur le visage, et très-peu ailleurs. Le neuvième jour il n'en reste plus nulle part ; mais elles laissent sur le visage, sur les extrémités et quelquefois sur tout le corps des écailles farineuses ; pour lors la fièvre augmente, comme aussi la toux et la difficulté de respirer. Dans les adultes, quand on emploie un régime échauffant, les taches deviennent d'abord livides et ensuite noirâtres.

Prenez une livre et demie de décoction pectorale ; sirop violat et sirop de capillaire, de chacun, une once et demie. Mêlez cela ensemble pour un apozème, dont le malade prendra trois ou quatre onces trois ou quatre fois dans la journée.

Prenez huile d'amandes douces, deux onces ; sirop violat et sirop de capillaire, de chacun une once ; sucre candi, ce qu'il en faut pour un loch que le malade sucera souvent, surtout quand il sera pressé de la toux.

Prenez eau de cerises noires, trois onces; sirop diacode, une once. Mêlez-les pour une potion que le malade prendra tous les soirs depuis le commencement de la maladie jusqu'à la fin, augmentant ou diminuant la dose à proportion de l'âge.

Le malade se tiendra au lit deux jours après que l'éruption aura commencé.

Les boutons étant dissipés, si la fièvre, la difficulté de respirer et les autres symptômes qui imitent la péripneumonie surviennent, il faut saigner copieusement du bras jusqu'à deux et trois fois, suivant le besoin, en laissant entre les saignées des intervalles raisonnables. Il faut aussi continuer la décoction pectorale décrite ci-dessus, de même que le loch ou l'huile d'amandes douces seule. Vers le douzième jour il faut donner au malade une légère purgation. — La diarrhée qui suit la rougeole se guérit par la saignée.

PETITE VÉROLE.

La petite vérole est discrète ou confluente. Celle qu'on nomme discrète commence par un froid et un frisson, qui est suivi d'une grande chaleur, d'une douleur considérable à la tête et au dos, d'envies de vomir, d'une douleur vers la fossette du cœur et d'un assoupissement, quelquefois d'accès épileptiques, surtout dans les enfants; et si ces accès leur arrivent après qu'ils ont leurs dents, on peut assurer que la petite vérole paraîtra bientôt, c'est-à-dire que si un accès épileptique survient, par exemple, le soir, la petite vérole paraîtra le lendemain matin, et sera ordinairement douce et bénigne, et très-rarement confluente. Les adultes ont beaucoup de disposition aux sueurs, ce qui fait juger que leur petite vérole ne sera point confluente.

Le quatrième jour, depuis le commencement de la maladie, quelquefois plus tard, rarement plus tôt, les pustules se manifestent et alors les symptômes diminuent ou cessent tout-à-fait. On aperçoit d'abord au visage, puis au cou, à la poitrine et enfin sur toutes les parties du corps, de petites pustules pas plus grosses que des pointes d'épingle. Le malade sent alors une douleur de gosier qui augmente à mesure que les pustules s'élèvent.

Vers le huitième jour, les intervalles des pustules qui étaient blancs auparavant, commencent à devenir rouges et à s'élever, ce qui est accompagné d'une douleur tensive; les paupières grossissent tellement qu'on ne peut ouvrir les yeux. L'enflure des mains et des doigts succède immédiatement à celle du visage, dont les pustules, qui auparavant étaient rouges et lisses, deviennent blanchâtres et inégales, ce qui est le premier signe de suppuration , et elles jettent un suc jaunâtre. L'inflammation du visage et des mains est alors au plus haut degré.; les intervalles des pustules sont d'un rouge vif , et ils le sont d'autant plus que la petite vérole est plus bénigne. — A mesure que la suppuration avance, les pustules du visage deviennent plus inégales et plus jaunes; celles des mains et du reste du corps deviennent au contraire plus lisses et plus blanchâtres.

L'onzième jour, la tumeur et l'inflammation du visage diminuent, et les pustules ayant acquis une juste grosseur, qui est celle d'un bon pois, commencent à se dessécher et à s'en aller. Le quatorzième et le quinzième jour, elles disparaissent entièrement ; celles des mains durent un jour ou deux de plus et s'ouvrent enfin; celles du visage et de tout le reste du corps s'en vont par écailles farineuses; ces écailles laissent sur le visage de petits creux. Durant toute la maladie, le ventre est entièrement constipé ou du moins les selles sont très-rares.

La plupart de ceux que cette maladie emporte meurent le huitième jour dans la petite vérole discrète, et l'onzième dans la confluente. Car, lorsque dans la petite vérole discrète, on excite les sueurs par des cordiaux et un régime échauffant, il arrive le huitième jour que le visage, qui aurait dû être gonflé et enflammé dans les intervalles des pustules, se trouve au contraire flasque et blanchâtre, quoique les pustules restent rouges et élevées, même après la mort du malade; la sueur qui avait coulé jusqu'alors, disparaît tout d'un coup; la frénésie survient avec des inquiétudes et des agitations violentes; le malade est extrêmement mal, il urine souvent et peu à la fois, et il meurt au bout de quelques heures.

Les mêmes accidents, savoir la fièvre, l'accablement, les inquiétudes, les envies de vomir, etc., se rencontrent dans les petites véroles confluentes, excepté qu'ils sont beaucoup plus intenses; cependant le malade ne sue pas aussi promptement que dans la petite vérole discrète. La diarrhée précède quelquefois l'éruption et dure un jour ou deux après, ce qui est rare dans la petite vérole discrète. L'éruption se fait le troisième jour, quelquefois plus tôt, rarement plus tard. Quelquefois aussi elle est retardée par un fâcheux symptôme, comme par une violente douleur dans les lombes, qui ressemble à un accès de néphrétique ; par une douleur de côté, qui ressemble à celle de la pleurésie ; par une douleur dans les membres, qui ressemble à celle du rhumatisme, ou enfin par une douleur d'estomac, qui est accompagnée de grands maux de cœur et de vomissements.

Les symptômes ne diminuent pas aussitôt après l'éruption, comme dans la petite vérole discrète, mais ils durent encore plusieurs jours ensuite avec la même violence. Les pustules ressemblent tantôt à celles de la rougeole et tantôt à un érysipèle, quoiqu'il soit facile de les distinguer. Elles ne s'élèvent pas comme dans la petite vérole discrète ; mais étant pressées les unes contre les autres sur le visage, elles le couvrent entièrement comme ferait une pellicule rouge, et le tuméfient de meilleure heure que dans la petite vérole discrète ; ensuite il paraît sur le visage comme une pellicule blanche qui n'est pas fort élevée au-dessus de la surface de la peau.

Après le huitième jour la pellicule blanche devient de jour en jour plus rude et prend une couleur brune ; on ressent à la peau une douleur plus vive, et quand la maladie est violente, ce n'est qu'après le vingtième jour que la pellicule s'en va par de grandes lames. Plus les pustules approchent de la couleur brune à mesure qu'elles mûrissent, plus elles sont d'un mauvais caractère et plus lentement elles s'en vont ; au contraire, plus elles sont jaunes, moins elles sont confluentes, et plus tôt elles disparaissent.

La pellicule blanche étant tombée, il ne reste aucune inégalité sur le visage, mais il paraît bientôt après des écailles farineuses d'une nature très-corrosive, et qui laissent sur la peau de grandes fosses et souvent des cicatrices. Quelquefois l'épiderme du dos et des épaules s'en va. On ne doit juger du danger de la maladie que par le nombre et la quantité des pustules du visage. Celles des pieds et des mains sont plus grosses que les autres, et à mesure qu'on s'éloigne des extrémités, on les voit plus petites et plus serrées les unes contre les autres.

Les adultes ont ordinairement une salivation, et les enfants une diarrhée, quoique cette dernière n'accompagne pas si constamment les petites véroles confluentes. La salivation vient quelquefois dès que l'éruption commence, et d'autres fois deux ou trois jours après. La matière des crachats est d'abord claire et ténue, mais l'onzième jour elle est épaisse et ne sort qu'avec beaucoup de peine. Le malade est altéré, il a la

voix rauque, il tombe dans une stupeur pro-
fonde, avec de grandes envies de vomir ; il tousse
en buvant et sa boisson revient par le nez. La
salivation cesse le plus souvent vers ce temps-là,
et le gonflement du visage diminue peu à peu,
mais il ne doit cesser entièrement qu'au bout
d'un jour ou deux. Dès que la salivation disparaît,
les mains doivent se tuméfier considérablement
et demeurer assez longtemps dans cet état, sans
quoi le malade périt immanquablement.

La diarrhée ne survient pas sitôt aux enfants
que la salivation aux adultes. Dans les deux
sortes de petites véroles, la fièvre est considérable dès le commencement de la maladie jusqu'à l'éruption, ensuite elle diminue jusqu'au
temps de la maturation des pustules, après quoi
elle cesse entièrement.

Le mauvais régime cause divers symptômes
funestes, comme l'affaiblissement et l'aplatisse-
ment des pustules, la pleurésie, le coma, des
taches de pourpre dans les intervalles des pustules, et à leur sommet de petites taches noires
dont le milieu est enfoncé, le pissement de sang
et l'hémoptysie dès le commencement de la
maladie, la suppression d'urine.

La séparation de la matière morbifique se fait
les trois ou quatre premiers jours, et c'est alors
que la fièvre est plus violente. L'éruption se fait

ensuite par le moyen d'une infinité de petits abcès qui couvrent la superficie du corps. — Le jour du plus grand danger dans les petites véroles confluentes les plus ordinaires et où la matière morbifique est moins crue, c'est l'onzième jour, en comptant dès le commencement de la maladie. Dans une éruption plus tardive, c'est le quatorzième ; dans la plus lente, le dix-septième ; quelquefois néanmoins, mais plus rarement, le malade meurt le vingt-unième jour. Entre l'onzième et le dix-septième jour le malade ne manque jamais d'avoir tous les soirs un fâcheux redoublement dans lequel il est fort agité.

Quant à la cure, il faut tirer au malade neuf ou dix onces de sang l'un des trois premiers jours de la maladie, et le faire ensuite vomir avec une once ou une once et demie d'infusion de safran des métaux. — Pendant ces premier jours, il faut délayer le sang avec de la petite bière houblonnée, dans laquelle on mêlera l'esprit de vitriol, jusqu'à ce que les pustules paraissent entièrement. — Quand elles seront toutes sorties (ce qui arrive ordinairement le treizième jour de la maladie), on donnera le soir une once de sirop de diacode, ce que l'on réitérera chaque soir jusqu'au dixième jour de la maladie.

Si la petite vérole est confluente, on augmentera au dixième jour la dose du sirop diacode, dont on donnera une once et demie le soir, jusqu'à ce que le malade soit hors de danger. — Si le sirop diacode ne convient pas, on peut substituer le laudanum liquide, par exemple, dix-huit gouttes pour une once de sirop, et vingt-cinq gouttes pour une once et demie. Que si le narcotique donné deux fois par jour ne peut calmer l'orgasme, comme il arrive souvent sur la fin des petites véroles fort confluentes, il faut alors le donner de huit en huit heures, ou plus souvent s'il est besoin. — Mais si les petites véroles sont discrètes, il suffira de donner le calmant seulement tous les soirs après l'entière éruption des pustules, et même pour lors en moindre dose.

Or, de quelque genre que soient les petites véroles, et en quelque temps que ce soit de la maladie, si la frénésie survient, il faut tout mettre en œuvre pour réprimer le mouvement déréglé des humeurs; de manière que si la dose précédente de narcotique ne produit pas l'effet qu'on en attend, il faut la réitérer jusqu'à ce que le mouvement des humeurs soit apaisé, en mettant assez d'intervalle entre les doses pour qu'on puisse s'apercevoir si la dernière dose a produit son effet, avant que d'en donner une autre. — S'il survient une suppression totale d'urine, il faut que le malade sorte du lit, et fasse quelques tours dans sa chambre. — Si la salive, dans un corps échauffé, est tellement visqueuse que le malade ne puisse la rejeter, il faut, avec une petite seringue, faire souvent dans son gosier une petite injection, qui soit composée de petite bière ou d'eau d'orge, avec du miel rosat; ou bien l'on se servira du gargarisme suivant :

Prenez écorce d'orme, six drachmes; racine de réglisse, demi-once; raisins secs sans pepins, une vingtaine; roses rouges, deux pincées. Faites bouillir le tout dans suffisante quantité d'eau qui sera réduite à une livre et demie. Passez la liqueur, et dissolvez-y oximel simple et miel rosat, de chacun deux onces.

S'il est besoin de vésicatoires, on en appliquera un assez grand nombre et assez fort sur la nuque, le soir qui précède une grande crise, et aussitôt après que le malade aura pris le narcotique. On peut aussi appliquer de l'ail à la plante des pieds depuis le huitième jour de la maladie jusqu'à la fin, et le renouveler chaque jour.

Si un enfant, n'ayant plus à craindre les symptômes qui accompagnent la sortie des dents, est attaqué tout à coup de spasmes, il faut considérer que ces spasmes sont peut-être un effort de la nature, qui pousse au-dehors la petite vérole, ou la rougeole, ou la fièvre rouge. Ainsi on appliquera sur la nuque un vésicatoire; le malade se mettra incessamment au lit, et on lui donnera un cordial où l'on mêlera un peu de narcotique ; par exemple, pour un enfant de trois ans, cinq gouttes de laudanum liquide dans une cuillerée d'eau épidémique.

Lorsque l'onzième jour, ou quelques jours après, la fièvre secondaire, accompagnée d'agitations, d'inquiétudes et d'autres pareils symptômes, devient si violente, que les narcotiques réitérés ne peuvent la calmer, et que le malade est en grand danger, il faut faire incessamment une assez copieuse saignée, c'est-à-dire à la quantité de douze onces ou environ, et même la réitérer une ou deux fois les jours suivants, si les accidents le demandent, et non autrement. — On pourra aussi donner une douce purgation le treizième jour, et non plus tôt, ou quelqu'un des jours suivants, pourvu que la saignée ait été faite. Ce purgatif sera composé d'une once d'électuaire lénitif, dissous dans quatre onces d'eau de chicorée ou d'eau alexitère de lait. — Mais ni la saignée ni la purgation n'empêchent pas de mettre en usage les calmants, qu'il faudra donner, sans avoir égard à quoi que ce soit, en forte dose, et les réitérer, s'il est nécessaire : car dans cette maladie, on ne peut se dispenser d'avoir recours à ces remèdes.

Quand les pustules seront entièrement sèches, on enduira la peau du visage d'un liniment fait avec parties égales d'huile d'amandes douces et de pommade pendant deux jours, et non au-delà. — Le vingt-unième jour, depuis le commencement de la maladie, il faut tirer du sang au bras, et le jour suivant donner un purgatif que l'on réitérera jusqu'à trois fois, laissant entre chaque purgation un jour d'intervalle.

Pour ce qui est du régime, le malade doit s'abstenir de garder le lit jusqu'au sixième jour, et s'y tenir ensuite jusqu'au dix-septième, sans être autrement couvert que lorsqu'il était en santé. Il usera de décoctions d'orge et d'avoine, et de pommes cuites pour sa nourriture, et de petite bière pour sa boisson ; et après le onzième jour on pourra lui donner quatre ou cinq cuille-rées de vin d'Espagne, deux fois par jour.

Si l'enflure des jambes ne cède pas aux éva-cuations prescrites, il faudra y employer une fomentation faite avec les feuilles de mauve, de bouillon-blanc et de sureau, les fleurs de camo-mille et de mélilot bouillies dans le lait, ce qui la dissipera aisément.

Si le malade est attaqué d'un crachement de sang dans les premiers jours de la maladie, ou qu'il rende une urine sanglante, il faut en ce cas lui donner la poudre et la teinture qui sont pres-crites ci-après, dans l'article de l'*hémoptysie*, et cela de six en six heures, jusqu'à ce que ces symptômes aient entièrement cessé, et y joindre aussi les narcotiques en grande dose.

MALADIES GÉNÉRALES.

RHUMATISME.

Ce mal commence par des tremblements et des frissons, et par tous les autres symptômes des fièvres. Un ou deux jours après, et quelquefois plus tôt, on ressent une douleur très-vive, tantôt dans une partie, tantôt dans une autre, et principalement au carpe, aux épaules et aux genoux. Cette douleur passe d'un endroit à l'autre, et laisse toujours une tumeur dans le dernier endroit qu'elle a occupé. — La fièvre cesse peu à peu, mais la douleur reste, et devient même quelquefois plus violente. Dans le rhumatisme des lombes, la douleur se fait sentir cruellement autour des reins, et approche fort de la néphrétique, si ce n'est qu'il n'y a point de vomissement. Le malade, ne pouvant demeurer couché, est obligé de sortir du lit, ou de s'y tenir assis dans une continuelle agitation, tantôt se penchant en devant, et tantôt se penchant en arrière. Le sang que l'on tire est semblable à celui des pleurétiques.

Le premier remède est la saignée, qu'il faut faut faire au bras du côté de la douleur, à la quantité de dix onces.

On peut prescrire l'émulsion des quatre grandes semences froides, et sur la partie douloureuse, l'application du cataplasme de mie de pain et de lait avec le safran. Le jour suivant, il faut tirer la même quantité de sang, et même plusieurs autres fois s'il est nécessaire; observant néanmoins que, après la seconde saignée, on doit laisser de plus grands intervalles d'une saignée à l'autre. — Les jours qu'on ne fera point de saignée, on donnera au malade un lavement de lait avec le sucre, ou bien celui qui suit :

Prenez de la décoction ordinaire pour les lavements, une livre ; sirop violat et cassonade ; de chacun deux onces ; mêlez - les pour un lavement.

Si la faiblesse du malade ne peut pas supporter un grand nombre de saignées, alors, après deux ou trois saignées, il faut tenter la guérison par la méthode suivante : le malade prendra, de deux en deux jours, une potion purgative ordinaire. — Si la maladie se rend rebelle à ces remèdes, et que la grande faiblesse du malade ne lui permette pas de supporter les moindres évacuations, on tentera l'usage de l'électuaire et de l'eau antiscorbutique, qui sont décrits dans l'article *scorbut,* ces remèdes étant bons contre le rhumatisme scorbutique.

Les jeunes gens, et ceux qui ont vécu sobrement, sans faire excès de vin, sont aussi bien guéris du rhumatisme par une diète simple, médiocrement nourrissante et très-rafraîchissante, que par les saignées qu'ils ne supporteraient pas aisément. — Par exemple, que le malade ne vive que de petit-lait pendant quatre jours, ensuite qu'ils prenne, outre cela, du pain de fleur de froment, seulement au temps du dîner, jusqu'à ce qu'il soit guéri ; si ce n'est que dans les derniers jours, il pourra manger encore du pain pour son souper. — Les accidents étant apaisés, il mangera du poulet bouilli et d'autres choses de facile digestion ; mais de trois jours l'un, il se contentera de petit-lait pour toute nourriture, jusqu'à ce qu'il soit parfaitement rétabli.

GOUTTE.

(Voyez colchique d'automne, p. 30.)

Voyez la description de cette maladie dans le traité de la goutte. (*article* 812 *et suivants*). — L'indication curative consiste à rétablir les digestions, ce qui se fait, ou par les remèdes, ou par le régime, ou par l'exercice, ou par les autres choses non naturelles. — Les remèdes propres à remplir cette indication sont ceux qui ont une chaleur ou une amertume médiocre, ou qui piquent doucement la langue : telles sont les racines d'angélique et d'aunée, les feuilles d'absinthe , de petite centaurée, de germandrée, d'ivette, etc., à quoi l'on peut ajouter des antiscorbutiques , comme la racine de raifort sauvage, les feuilles de cochléaria, de cresson d'eau, etc., dont on doit néanmoins se servir modérément, parce que ces remèdes entretiennent le foyer de la maladie, augmentent la chaleur, au lieu que les premiers fortifient l'estomac par une chaleur douce et une amertume médiocre. .

Prenez conserve de cochléaria , une once et demie; de celle d'absinthe romaine et de celle d'écorce d'orange, de chacune une once ; racine d'angélique confite et noix muscade confite, de chacune demi-once ; thériaque, trois gros; poudre d'arum composée, deux gros ; et avec suffisante quantité de sirop d'orange, faites un électuaire dont le malade prendra deux gros deux fois par jour, et par-dessus il avalera cinq ou six cuillerées de l'eau suivante :

Prenez racine de raifort sauvage coupée par tranches, trois onces; feuilles de cochléaria, douze poignées; de celles de cresson d'eau, de bécabunga, de sauge et de menthe, de chacune quatre poignées ; les écorces de six oranges, deux noix muscades concassées et douze livres de forte bière. Distillez tout cela, et tirez-en seulement six livres d'eau que vous garderez pour l'usage.

Ces remèdes digestifs doivent être employés avec soin et pendant longtemps, surtout dans les intervalles des accès.

SCORBUT.

Il y a des lassitudes spontanées, une pesanteur de corps, une difficulté de respirer, surtout après quelque mouvement; les gencives se pourrissent, la bouche sent mauvais; on saigne souvent par le nez, on marche avec peine ; les jambes sont tantôt enflées, tantôt exténuées, et toujours marquées de taches livides, plombées, jaunes ou violettes ; la couleur du visage est le plus souvent d'un pâle tirant sur le brun.

On tirera d'abord au malade huit onces de sang au bras, à moins qu'il ne soit menacé d'hydropisie. Le matin suivant on lui donnera une potion purgative ordinaire, qui sera réitérée deux autres fois de trois en trois jours. — Les jours exempts de purgation, et ensuite pendant un ou deux mois, il usera des remèdes suivants :

Prenez conserve de cochléaria, deux onces; conserve d'alléluia, une once; poudre d'arum composée, six drachmes; et avec ce qu'il faut de sirop d'oranges, faites un électuaire dont on donnera au malade la grosseur d'une noix muscade trois fois le jour, le matin, l'après-midi et le soir, et, par-dessus, il avalera six cuillerées d'eau de raifort composée.

Prenez racine de raifort sauvage, deux livres; feuilles de cochléaria, douze poignées; feuilles de menthe, de sauge, cresson d'eau, de chacune, deux poignées; semence de cochléaria un peu concassée, demi-livre; vin blanc, douze livres. Distillez tout cela à la manière ordinaire, et tirez-en seulement six livres de liqueur.

On peut se contenter, pour le même usage, de l'eau distillée de cochléaria. La bière qui suit doit tenir lieu de boisson ordinaire.

Prenez racine de raifort sauvage qui soit nouvelle et coupée menue, deux gros; douze feuilles de cochléaria, six raisins passes mondés, une moitié d'orange coupée par tranches. Mettez tout cela dans une bouteille de verre avec deux livres de petite bière, et la bouchez exactement avec du liége.

Il faut en même temps en préparer six bouteilles pour l'usage, et quelques jours après six autres, avant que les premières soient vidées, et de même ensuite.

Les mêmes remèdes sont très-bons dans les rhumatismes tant scorbutiques qu'hystériques; mais il faut alors omettre la saignée et la purgation.

JAUNISSE.

La couleur jaune par tout le corps, et particulièrement au blanc des yeux, est le premier signe de la jaunisse, ce qui fait que les malades voient tous les objets teints de cette couleur. La démangeaison par tout le corps, la pesanteur, la lassitude, l'amertume de la langue, quelquefois le vomissement bilieux, le hoquet, les déjections blanchâtres, l'urine safranée, qui teint de la même couleur les linges qu'on y trempe, sont encore des signes de la maladie.

Il faut d'abord donner au malade une potion purgative ordinaire, ensuite lui faire user des remèdes suivants, et pendant ce temps-là il faut réitérer la purgation de quatre en quatre jours.

Prenez conserve d'absinthe romaine et d'écorce d'orange, de chacune une once; angélique confite, poudre d'arum composée et mars préparé avec le vinaigre, de chacun demi-once; extrait de gentiane et crême de tartre, de chacun deux gros; safran en poudre, demi-gros; et, avec ce qu'il faut de sirop des cinq racines, formez un électuaire, dont on donnera le matin et l'après-midi la grosseur d'une noix muscade (ou bien, au lieu de cet électuaire, les pilules chalybées), et par-dessus la prise du matin, le malade boira quatre livres d'eau minérale; et par-dessus la prise de l'après-midi, une demi-livre de l'apozème qui a été décrit dans l'article de la colique hystérique.

Mais si le malade est menacé d'hydropisie, il boira matin et soir l'apozème par-dessus la prise de l'électuaire. — Si la maladie résiste à ces remèdes longtemps pratiqués, il faut aller prendre les eaux ferrées sur le lieu même.

HYDROPISIE.

Les dépressions que le doigt laisse le soir, en appuyant sur la partie inférieure des jambes, et qui se dissipent le matin, sont le premier signe de cette maladie, principalement si la respiration est difficile. Il n'est pourtant pas rare aux femmes grosses et à celles dont les menstrues sont supprimées, et aux hommes qui sont subitement délivrés d'un asthme invétéré, d'être attaqués de cette même enflure. — Les jambes et les pieds étant tendus jusqu'à l'excès, les eaux s'épanchent dans le ventre et le distendent peu à peu jusqu'au dernier point; enfin elles se jettent sur les viscères les plus nobles et suffoquent le malade. — A mesure que les parties attaquées d'hydropisie augmentent de volume, les autres maigrissent ; il y a difficulté de respirer, peu d'urine et une soif violente. Cette maladie arrive ordinairement aux hommes sur le déclin de l'âge, et aux femmes quand elles cessent d'avoir des enfants.

Les indications curatives doivent tendre, 1° à évacuer les eaux ; 2° à donner de la vigueur au sang, dans la vue de prévenir un nouveau dépôt de sérosité.

Prenez vin blanc, quatre onces ; jalap réduit en poudre très-fine, un drachme ; sirop de nerprun, une once. Mêlez tout cela, pour une potion que le malade prendra de grand matin, tous les jours, ou de deux jours l'un, selon ses forces, jusqu'à ce que les parties soient désenflées.

Ou bien,

Prenez pulpes de tamarin, une demi-once ; feuilles de séné, deux gros ; rhubarbe, un gros et demi. Faites bouillir dans suffisante quantité d'eau, qui sera réduite à trois onces ; passez la liqueur, et dissolvez-y manne et sirop de roses solutif, de chacun une once ; sirop de nerprun, demi-once ; électuaire de suc de roses, trois gros : pour une potion qui sera prise comme la précédente.

Ou bien,

Prenez gomme-gutte, quinze grains; vin blanc et eau de chicorée, de chacun une once et demie; sirop de nerprun, demi-once. Mêlez tout cela, pour une potion, qui sera prise comme la précédente.

Ou bien,

Prenez écorce inférieure de sureau, trois poignées; faites-les bouillir dans une livre d'eau commune et autant de lait, que vous réduirez à une livre; coulez ensuite la liqueur, dont le malade prendra la moitié le matin et l'autre moitié le soir, et il continuera ainsi tous les jours jusqu'à sa guérison.

Mais ce remède ne produit pas un grand effet, si ce n'est dans les corps qui sont très-faciles à purger. — Au sujet des purgatifs, il faut observer trois choses dans la cure de cette maladie : 1° Il faut savoir si le malade que l'on doit traiter est facile ou difficile à purger; car, dans ceux qui sont aisés à émouvoir, le sirop de nerprun, donné seul à la dose d'une once, évacue une assez bonne quantité d'eau; au lieu que, dans les personnes difficiles à émouvoir, les remèdes précédents suffisent à peine. — 2° Que tous les purgatifs faibles font plus de mal que de bien; c'est pourquoi une purgation un peu trop forte est préférable à une trop faible. — 3° Qu'il faut vider les eaux le plus promptement qu'il est possible, suivant les forces du malade, de peur qu'un trop long intervalle entre les purgations ne donne lieu à un nouvel amas de sérosités.

Il y a des occasions où tous les purgatifs, quels qu'ils soient, doivent être rejetés, c'est lorsque le malade est d'une constitution très-faible, ou qu'une femme est sujette aux vapeurs. Alors il faut tâcher d'évacuer les eaux par les seuls diurétiques, entre lesquels les plus efficaces sont ceux que l'on tire des sels lixiviels, comme, par exemple,

Prenez une livre de cendres de genêt, infusez-les à froid dans quatre livres de vin du Rhin, et ensuite filtrez la liqueur. Le malade en prendra trois onces le matin, autant à cinq heures après midi et autant le soir, et il continuera ainsi tous les jours jusqu'à ce qu'il ne reste plus d'enflure.

Quand les eaux sont entièrement évacuées, il faut avoir recours aux remèdes échauffants et fortifiants; par exemple,

Prenez racine de raifort sauvage; feuilles de cochléaria, d'absinthe commune et de sauge; sommités de petite centaurée et de genêt, de chacune parties égales. Faites infuser tout cela dans de la forte bière ou du vin blanc, pour la boisson ordinaire du malade.

Cette boisson suffit quelquefois pour guérir une hydropisie commençante, sans le secours des purgatifs. Ou bien on usera du remède suivant :

Prenez conserve de cochléaria et d'absinthe romaine, de chacune une once; extraits de gentiane, d'absinthe romaine et de petite centaurée, de chacune trois gros, et avec suffisante quantité de sirop d'écorce de citron, faites un électuaire dont le malade prendra la grosseur d'une grosse noix muscade, de grand matin, à cinq heures du soir et en se couchant, et il boira par-dessus quatre onces de l'infusion qui suit :

Prenez racines de gentiane, une once; sommités de genêt, de petite centaurée et d'absinthe commune, de chacune une poignée; racines de fenouil et de persil, de chacune deux gros. Ces plantes étant coupées bien menu, versez dessus deux pintes de vin du Rhin, et laissez-les infuser à froid. On ne coulera la liqueur que lorsqu'on s'en servira.

Il est à remarquer que lorsqu'on en est à l'usage de fortifiants, il ne faut point du tout purger le malade; comme aussi pendant qu'on se sert des sels lixiviels, parce qu'il faut en même temps fortifier tout le corps, afin de soutenir l'évacuation qui se fait par les urines.

Prenez racines de raifort sauvage, trois onces; feuilles de cochléaria, d'absinthe commune et de sauge; sommités de petite centaurée et de genêt, de chacune trois poignées; trois oranges coupées par tranches. Faites infuser tout cela dans douze pintes de forte bière sans houblon, pendant qu'elle fermente; le malade en fera sa boisson ordinaire.

VÉROLE.

Lorsque le virus, ou par une longue gonorrhée, ou pour avoir usé mal à propos des astringents, a infecté la masse du sang, le malade a la vérole. Il paraît des bubons aux aines, des douleurs se font sentir à la tête, dans les membres et entre les articulations, surtout pendant la nuit, lorsque les malades sont échauffés dans leur lit; ils ont en différentes parties du corps des croûtes furfuracées qui deviennent jaunes. Plus il se fait d'éruption sur la surface du corps du malade, moins les douleurs qu'il souffre sont cruelles. Il survient des exostoses à la tête, aux bras et aux jambes; des inflammations aux os, et des caries, des ulcères rongeants en différentes parties, qui, pour l'ordinaire, attaquent d'abord le gosier, et qui, se communiquant insensiblement par le palais aux cartilages du nez, les rongent et les consument, en sorte que le nez, n'ayant plus d'appui, paraît tout écrasé. Ces ulcères devenant de jour en jour plus malins et plus rebelles, les membres tombent pour ainsi dire par pièces, et enfin le malade périt insensiblement.

Prenez axonge de porc, deux onces; mercure cru, une once; mêlez-les pour un onguent, que l'on partagera en trois doses, de chacune desquelles le malade se frottera lui-même les bras, les jambes et les cuisses trois soirs de suite.

Si, trois jours après la dernière friction, il n'y a encore aucun signe de salivation, il faut alors donner au malade huit grains de turbith minéral incorporés dans de la conserve de roses rouges; ou bien, aux sujets délicats, un scrupule de mercure doux, et si la salivation déjà commencée se ralentit avant que les symptômes soient dissipés, il la faut exciter de nouveau par la même dose de mercure doux. Il faut faire en sorte de régler tellement le flux de bouche que le malade, dans l'espace d'un jour et d'une nuit, évacue environ quatre livres de salive. Si l'évacuation passe cette mesure, que l'inflammation de la bouche soit excessive, et que d'autres accidents surviennent, il faut réprimer par des purgatifs la salivation trop abondante, et la réduire à son juste degré. Quand les symptômes seront calmés, il faudra aussitôt changer le malade de linge et de draps, et lui donner ceux qu'il avait auparavant.

Si la diarrhée survient (ce qui arrive souvent avant que la salivation soit bien déclarée), il faut l'usage du laudanum liquide, en réglant tellement la dose de ce remède qu'il produise son effet.

Quand la bouche s'ulcère, il faut laver ces sortes d'ulcérations avec l'eau rose, ou avec un mélange d'eau et de lait, ou avec la décoction suivante :

Prenez racine de guimauve et orge mondé, de chacun une once; semences de coings, demi-once; faites bouillir dans suffisante quantité d'eau que vous réduirez à deux livres : pour un gargarisme dont le malade usera souvent.

Le régime de vivre doit être le même que celui que l'on prescrit pour la purgation, si ce n'est que, dans les premiers jours, on doit boire de la petite-bière tiède, ou du petit-lait, et user de décoction d'avoine ou d'orge. Tout cela étant fait avec exactitude (quoique les symptômes soient dissipés et que la maladie semble être absolument détruite), de peur néanmoins d'une rechute, il faut faire prendre au malade, une fois la semaine, un scrupule de mercure doux, et réitérer cela cinq ou six fois.

GONORRHÉE.

On ressent une douleur extraordinaire aux parties génitales, et une espèce de tournoiement aux testicules. On observe sur le gland une tache semblable à une pustule de rougeole; et, dès qu'elle paraît, il sort une liqueur qui ressemble à la semence, et qui, changeant de jour en jour de couleur et de consistance, devient d'un jaune clair; et quand la gonorrhée est plus mauvaise, cette liqueur est verdâtre et mêlée avec une sérosité teinte de sang. La pustule qui est sur le gland dégénère en ulcère semblable aux aphthes des enfants. Cet ulcère augmente chaque jour en largeur et en profondeur, et ses bords deviennent calleux. Il survient de plus une grande douleur à la verge dans le temps de l'érection, en sorte qu'il semble qu'on serre fortement cette partie avec la main. La douleur est plus grande la nuit que le jour, quand le malade est échauffé par la chaleur du lit. La contraction du frein fait courber la verge. On sent une ardeur d'urine, moins pendant que l'urine s'écoule qu'après avoir uriné; car pour lors on sent une douleur brûlante le long du canal de l'urètre, principalement à l'endroit du gland où finit ce canal. Il arrive aussi quelquefois que des carnosités empêchent l'écoulement de l'urine, et qu'il y a douleur et inflammation au scrotum.

Prenez masse de pilules cochées, trois gros; extrait de Rudius, un gros; résine de jalap et de scammonée, de chacune demi-gros; et avec ce qu'il faut de baume de la Mecque, faites une masse à diviser en trente pilules.

Le malade en prendra quatre tous les matins, jusqu'à ce que l'ardeur d'urine et la couleur jaune de la matière soient fort diminuées; ensuite il en prendra encore de deux jours l'un pendant deux semaines, et après cela seulement deux fois la semaine, jusqu'à ce que l'écoulement soit tout-à-fait arrêté. Quand les malades sont difficiles à purger, on peut donner de temps en temps une potion purgative ordinaire, en y ajoutant deux gros de sirop de nerprun et pareille quantité d'électuaire de suc de roses. Ou, si la maladie résiste à ces remèdes, on peut donner deux ou trois fois jusqu'à huit grains de turbith minéral, laissant quatre jours d'intervalle entre chaque dose. Ou bien, au lieu de turbith minéral,

Prenez pilules de duobus, demi-gros; mercure doux, un scrupule, et, avec ce qu'il faut de baume de la Mecque, faites quatre pilules qui seront prises de grand matin.

Prenez électuaire de suc de roses, six drachmes; térébenthine de Venise dissoute avec le jaune d'œuf, demi-once. Dissolvez cela dans une livre de décoction d'orge, puis ajoutez à la colature deux onces de sirop violat : pour un lavement.

Le malade prendra tous les soirs vingt-cinq gouttes de baume de la Mecque incorporé avec du sucre en poudre; ou, au défaut de ce baume, la grosseur d'une aveline de térébenthine de Chypre. Il boira du lait coupé le long de la journée, et de la petite-bière à ses repas.

On pourra encore suivre la méthode suivante :

Prenez pilules de duobus, un demi-gros ; baume de la Mecque, trois gouttes ; formez trois pilules, que le malade prendra de grand matin, dormant par dessus, et il réitérera ce remède de deux ou trois jours l'un.

Dans la suite du traitement, quelque méthode que l'on emploie, il faut saigner le malade une ou deux fois ; il faut que son régime soit rafraîchissant et incrassant, et qu'il use de remèdes qui aient les mêmes qualités, comme sont le lait coupé, les émulsions avec les semences froides, etc.

Si la verge est tuméfiée,

Prenez racine de guimauve, oignon de lis, de chacun une once et demie ; feuilles de mauve, de bouillon-blanc, de sureau et de jusquiame ; fleurs de camomille et de mélilot, de chacune une poignée ; graines de lin, une once. Faites bouillir le tout dans suffisante quantité d'eau de fontaine, pour une fomentation qui sera faite sur la partie malade, pendant une heure, deux ou trois fois par jour.

Après la fomentation, il faut faire une onction sur la partie avec de l'huile de lin nouvellement tirée, et y appliquer ensuite l'emplâtre de mucilage étendu sur une peau mince.

S'il y a un ulcère aux lèvres du prépuce ou sur le gland, il faut user du liniment qui suit :

Prenez onguent basilicum, six gros; onguent de tabac, deux gros; précipité lavé dans de l'eau de rose et réduit en poudre impalpable, demi-gros. Mêlez tout cela, pour un liniment dans lequel on trempera de la charpie, et dont on enduira l'ulcère après l'avoir fomenté.

Si le scrotum est tuméfié, il faut aussitôt tirer du sang et fomenter deux fois le jour la partie affectée avec la fomentation ci-dessus décrite, y ajoutant à chaque fois une ou deux cuillerées d'eau-de-vie; ou bien, au lieu de la fomentation, appliquer le cataplasme fait avec l'onguent et la farine de fèves; et, pendant ce temps-là, user intérieurement des purgatifs et des rafraîchissants décrits ci-dessus.

MALADIES DE LA TÊTE.

APOPLEXIE.

C'est un très-profond sommeil et une privation entière de sentiment et de mouvement, à l'exception de la respiration que les malades ont difficile et avec ronflement. Il faut au plus tôt tirer douze onces de sang du bras, et ensuite huit onces des veines jugulaires; après cela, donner aussitôt un vomitif composé d'une once et demie ou de deux onces d'infusion de safran des métaux. On appliquera sur la nuque un grand vésicatoire. Pendant ce temps-là, le malade doit être droit sur son séant, dans son lit, et peu chargé de couvertures. Il faut lui faire flairer de l'esprit volatil de sel ammoniac le plus rectifié.

L'opération du vomissement étant finie, on lui donnera trois ou quatre cuillerées du julep suivant :

Prenez eau de rue, quatre onces; eau de brioine composée et eau épileptique de Langius, de chacune une once; esprit de corne de cerf, vingt gouttes; sucre candi, ce qu'il en faut, pour un julep.

Ou bien on lui fera prendre deux ou trois fois pendant l'accès, de demi-heure ou d'heure en heure, une cuillerée d'esprit de lavande tout pur.

Il faut avoir soin de ne pas donner en cette occasion des cordiaux trop chauds, et trop fréquemment, comme on a coutume de faire; car, de quelque vertu spécifique qu'ils semblent être doués, ils sont plus nuisibles qu'utiles, parce qu'ils agissent en fondant les humeurs, et par conséquent ils augmentent le mal. Le fardeau des couvertures trop pesantes produit le même effet.

L'accès étant fini, il faut, pour prévenir la rechute, donner les remèdes suivants :

Prenez pilules cochées majeures, deux scrupules. Le malade les prendra six fois et de trois en trois jours, à quatre heures du matin, et il dormira par dessus.

Prenez des conserves de fleurs de sauge et de romarin, de chacune une once ; conservé d'écorce d'orange, six gros ; thériaque vieille, deux gros ; sirop de citrons confits, ce qu'il en faut pour former un opiat, dont le malade avalera la grosseur d'une châtaigne matin et soir, et il boira par-dessus deux cuillerées d'eau épileptique de Langius.

Le malade doit s'abstenir de toute boisson forte, et vivre de décoctions d'orge et d'avoine, et de bouillons de poulet ; et quelquefois, surtout pendant qu'il se purgera, manger du poulet, de l'agneau et d'autres choses semblables, qui sont d'un bon suc et de facile digestion.

PARALYSIE.

Le sentiment et le mouvement sont abolis, ou diminués, ou tous les deux ensemble, ou seulement l'un des deux, dans les parties affectées. — Le malade prendra six fois, de deux jours l'un, deux scrupules de pilules cochées mineures ; ensuite il prendra trois fois par jour, durant un mois, deux drachmes d'électuaire antiscorbutique, et par dessus il avalera six cuillerées d'eau antiscorbutique. *Voyez* l'article du scorbut.

Prenez onguent nervin, trois onces ; esprit de

lavande composé et esprit de cochléaria , de chacun , une once et demie. Mêlez-les, et en frottez
les parties malades, comme l'épine du dos, etc.,
matin et soir.

Quoique la plupart des remèdes que l'on vient
de prescrire semblent être uniquement destinés
à la guérison du scorbut, néanmoins, comme ils
sont très-propres à volatiliser les humeurs crues,
ils conviennent aussi à la guérison de la paralysie.

MANIE.

Un sang trop exalté et trop vif cause cette sorte
de manie. Il y en a une autre qui succède aux
fièvres intermittentes de longue durée, et qui
dégénère enfin en stupidité. Elle vient de la faiblesse du sang, qu'une trop longue fermentation
a privé de ses parties les plus spiritueuses. C'est
pourquoi il faut prescrire aux malades les plus
forts cardiaques, comme la thériaque, l'électuaire
d'œuf, la poudre de la comtesse, etc., dans l'eau
épidémique ou thériacale, ou dans quelque autre
de même qualité, ou ordonner un régime restau-
rant. — Les jeunes gens doivent d'abord être
saignés du bras à la quantité de huit ou neuf
onces de sang, deux ou trois fois, mettant trois
jours d'intervalle entre chaque saignée ; ensuite
ils seront saignés une fois à la jugulaire. Après

quoi tout le traitement doit rouler sur la purgation suivante que le malade prendra de trois en trois ou de quatre en quatre jours, jusqu'à ce qu'il se porte bien, observant néanmoins, lorsqu'il aura été purgé huit ou dix fois, de cesser la purgation durant huit ou quinze jours.

Prenez racine de brioine blanche pulvérisée, un gros ; lait de vache, quatre onces : mêlez-les ensemble. Ou bien,

Prenez de la même racine, demi-once ou six gros ; vin blanc, quatre onces : mettez-les infuser pendant une nuit, et dissolvez dans la colature une once de sirop violat : pour une potion. Ou bien,

Prenez gomme-gutte préparée, vingt-cinq grains ; eau de cerises noires, trois onces ; sirop d'œillet, une demi-once : pour une potion.

HYSTÉRIE.

Quand l'âme se trouve désagréablement émue par quelque accident fâcheux, l'économie des esprits animaux est troublée ; il survient un flux abondant d'urine très-claire ; les malades perdent toute espérance de recouvrer la santé, et n'ont que des pensées affligeantes. En quelque endroit du corps que la maladie exerce sa violence (car elle attaque plusieurs parties), elle produit aussitôt les symptômes dont cette partie est susceptible.

— La tête est attaquée d'apoplexie immédiatement après l'accouchement, et cette apoplexie se termine par une hémiplégie : il survient des convulsions semblables à celles de l'épilepsie (on les appelle vulgairement suffocation de matrice, symptôme dans lequel le ventre et les parties précordiales se gonflent vers le gosier). Le clou hystérique survient aussi, qui cause dans un endroit de la tête une très-violente douleur, laquelle ne se fait sentir que dans l'espace d'un travers de pouce. La malade est cruellement tourmentée par des vomissements d'une bile verte, de couleur de porreau, et quelquefois elle a une diarrhée. L'accès est accompagné de la palpitation du cœur, de la toux, de la passion iliaque, de la néphrétique et de la suppression d'urine. — Extérieurement, il y a tantôt une douleur dans les muscles, et tantôt une douleur dans les jambes, qui ressemble à l'hydropisie. Ce qui est surprenant, c'est que les dents mêmes ne sont pas exemptes de douleur. On en ressent très-souvent au dos ; très-souvent aussi les parties extérieures sont tellement refroidies, que la personne semble morte. Les malades rient ou pleurent ridiculement, et sans aucun sujet. La salivation est quelquefois si abondante, qu'on croirait qu'elle est l'effet du mercure. Quand les douleurs hystériques sont calmées, elles laissent aux parties qu'elles occupaient une telle sensibilité, qu'on n'ose les toucher, et on dirait que les chairs ont été meurtries.

Il faut d'abord tirer à la malade huit onces de sang, lui appliquer ensuite sur le nombril l'emplâtre de galbanum, et dès le lendemain lui faire user des pilules suivantes :

Prenez pilules cochées majeures, deux drachmes; castoréum pulvérisé, deux grains; baume du Pérou, trois gouttes. Faites de tout cela douze pilules : la malade en prendra quatre tous les matins ou de deux jours l'un, suivant ses forces, et elle tâchera ensuite de dormir.

Prenez eau de rue, quatre onces, eau de brioine composée, deux onces; castoréum enfermé dans un nouet et suspendu dans le vaisseau, demi-drachme; sucre candi, ce qu'il en faut. La malade prendra quatre ou cinq cuillerées de cette eau dans toutes ses faiblesses.

Après l'usage de ces premières pilules, elle viendra aux suivantes :

Prenez limaille d'acier, huit grains; extrait d'absinthe, ce qu'il en faut. Formez trois pilules, que la malade avalera de grand matin, et autant à cinq heures du soir pendant deux jours, buvant par dessus un verre de vin d'absinthe.

Si la forme du bol plaît davantage,

Prenez conserve d'absinthe romaine et conserve

d'écorce d'orange, de chacune, une once; angélique et thériaque d'Andromaque, de chacune,
demi-once; poudre d'arum composée, trois drachmes; gingembre confit, deux drachmes; sirop de
limon ou d'orange, ce qu'il en faut pour former
un électuaire.

Prenez deux gros de cet électuaire, huit grains
de limaille d'acier, et avec ce qu'il faut de sirop
d'orange, formez un bol, que l'on prendra matin
et soir, et par dessus un verre de vin d'absinthe.

On pourra donner aux personnes délicates le
mars en poudre de la manière suivante :

Prenez limaille d'acier porphyrisée, une once;
poudre d'arum composée, six drachmes; graines
de coriandre, d'anis et de fenouil doux, de chacune, demi-once; cannelle fine et corail rouge
préparé, de chacun trois drachmes; noix muscade,
deux drachmes. Faites de tout cela une poudre
très-subtile, et ajoutez-y du sucre fin en poids
égal à tout le reste. Il faut en prendre d'abord
une demi-drachme deux fois le jour pendant quatre jours, et ensuite une drachme deux fois le jour
pendant quarante jours, et boire par dessus trois
ou quatre cuillerées du julep suivant :

Prenez eau alexitère de lait, douze onces; eau
de gentiane composée, quatre onces; eau d'absinthe composée, deux onces; sucre fin, ce qu'il
en faut : pour un julep.

Ou bien,

Prenez du vin blanc d'absinthe, demi-livre; eau de gentiane composée, deux onces; sirop d'œillet, une once. Faites un julep.

Prenez myrrhe choisie, galbanum et assa-fœtida, de chacun, un drachme; castoréum, demi-drachme; baume du Pérou, quantité suffisante. Partagez chaque drachme de cette masse en douze pilules. On en prendra trois chaque soir en se couchant, et on boira par dessus trois ou quatre cuillerées d'eau de brioine composée.

Si ces pilules lâchent le ventre de la malade, on lui fera user des suivantes :

Prenez castoréum, un gros; sel volatil de succin, demi-gros ; extrait de rue, ce qu'il en faut. Faites vingt-quatre pilules, dont on prendra trois tous les soirs, buvant par dessus trois ou quatre cuillerées de julep hystérique.

L'esprit de corne de cerf, donné souvent jusqu'à seize ou dix-huit gouttes dans une eau appropriée, produit un très-bon effet.

L'électuaire antiscorbutique, avec l'eau décrite au même endroit, est un remède utile dans ces maladies, aussi bien que l'électuaire fortifiant, avec la conserve de cochléaria, une once, et de la poudre d'arum composée, six drachmes, buvant par dessus l'eau qui a été prescrite.

Si le mal ne cède pas à ces remèdes, il faut

aller prendre les eaux minérales ferrugineuses; et si elles ne réussissent pas, il faudra avoir recours aux sulfureuses, comme sont celles de Bath. Lorsqu'on use des eaux ferrugineuses, il faut observer ce qui suit. S'il survient quelque accident considérable qu'on puisse raisonnablement attribuer à l'usage des eaux, on doit alors cesser de les prendre, jusqu'à ce que cet accident soit entièrement cessé. Mais, s'il ne survient aucun obstacle, il faut que la malade continue de les prendre au moins durant six semaines, et même jusqu'à deux mois; et pour fortifier l'estomac, elle usera de temps en temps du gingembre confit ou de la graine de carvi sucrée. Elle pourra aussi prendre trois pilules hystériques les dix premiers jours, buvant par dessus quatre ou cinq cuillerées du julep hystérique. Pour ce qui est des eaux de Bath, il faut les boire pendant deux jours; et le troisième jour, les prendre en manière de bain; et ainsi alternativement en boisson et en bain pendant six semaines ou deux mois. Quand l'usage du fer échauffe trop, il faut, durant son usage, prendre de quatre en quatre jours quatre livres d'eaux minérales purgatives; et quoiqu'elles lâchent le ventre, elles n'exciteront pas de trouble, comme les purgatifs des boutiques ont coutume de faire.

Si le fer cause beaucoup de trouble, il faut

donner tous les soirs, pendant quelque temps le laudanum liquide dans une eau hystérique. Quand les forces sont abattues par la longueur de la maladie, on ne doit pas faire précéder la saignée et la purgation, mais commencer tout de suite l'usage du fer. Si les symptômes ne sont pas violents, il suffit de saigner et de purger pendant trois ou quatre jours, et de donner ensuite les pilules hystériques pendant dix jours, matin et soir.

Les vins d'Espagne où l'on a mis infuser de la gentiane, de l'angélique, de l'absinthe, de la petite centaurée, de l'écorce extérieure d'orange, et d'autres drogues fortifiantes, sont très-utiles, étant bus à la dose de quelques cuillerées trois fois par jour, pourvu que la malade ne soit ni trop délicate, ni d'un tempérament bilieux. Le quinquina pris à la dose d'un scrupule matin et soir durant quelques semaines, est admirable, surtout dans les spasmes hystériques.

Les personnes délicates et bilieuses pourront se réduire à la diète lactée, principalement dans la colique hystérique, pourvu qu'elles n'éprouvent pas les inconvénients qui accompagnent ordinairement l'usage du lait les premiers jours, savoir, qu'il se coagule dans l'estomac, et qu'il n'est pas suffisant pour conserver et soutenir les forces. Au reste, rien ne fortifie tant le sang et les esprits que d'aller tous les jours à cheval, et longtemps chaque fois. Les voyages en chaise roulante ont aussi leur utilité.

COLIQUE HYSTÉRIQUE.

C'est une espèce, ou plutôt un symptôme considérable de l'affection hystérique, et un des plus fréquents de cette maladie, auquel se joint une douleur très-violente vers la fossette du cœur, et l'excrétion d'une humeur verdâtre par le vomissement.

De peur qu'un amas de mauvaises humeurs n'empêche l'effet du remède calmant, il faut que la malade boive promptement beaucoup de petit-lait, et qu'elle le rejette par le vomissement; après quoi on lui donnera vingt-cinq gouttes de laudanum liquide, dans une once d'eau de cannelle forte, ou d'eau épidémique, ou de quelqu'autre véhicule. Dans l'usage du narcotique, il faut observer de le réitérer jusqu'à ce que tout les symptômes soient calmés, mettant néanmoins un intervalle raisonnable entre les doses, afin de pouvoir juger de l'effet qu'a produit la première avant d'en donner une seconde.

Si la malade est d'un tempérament sanguin, ou si elle est fort vigoureuse, et qu'elle n'ait pas été souvent attaquée de la colique hystérique, en ce cas-là, il faut lui tirer du sang au bras, avant que de lui donner le vomitif qui a été prescrit.

Le clou hystérique se guérit par la même méthode ; mais si la colique hystérique dure long-temps, et attaque la malade par accès, elle doit, dans l'intervalle des accès ou hors des accès, user des remèdes qui suivent :

Prenez zédoaire réduite en poudre subtile, un gros ; et avec suffisante quantité de sirop d'écorce de citron, confite, formez un bôl qui sera pris matin et soir pendant trente jours. La malade boira par dessus l'infusion suivante :

Prenez zédoaire coupée menu, une demi-once ; vin de Canarie, quatre onces. Faites infuser à froid pendant douze heures, coulez la liqueur et la gardez pour l'usage.

Ou bien on usera du baume du Pérou, comme pour la colique de Poitou.

Ce que l'on propose ici pour la colique hystérique, peut aussi convenir pour la colique hypocondriaque ; et il faut soigneusement observer que la nature de ces deux maladies semble demander que l'on tente, pour les guérir, diverses sortes de remèdes, jusqu'à ce qu'on trouve celui qui est véritablement propre à les détruire. Le fer est un des plus utiles. La colique hystérique se convertit très-souvent en ictère, tant dans les hommes hypocondriaques que dans les femmes hystériques. Cet ictère se guérit de lui-même ; mais lorsqu'il dure trop longtemps, il faut donner l'apozème qui suit :

Prenez racine de garance et de curcuma, de chacune, une once ; grande chélidoine et sommités de petite centaurée, de chacune une poignée. Faites bouillir tout cela dans parties égales de vin du Rhin et d'eau de fontaine, que vous réduirez à deux livres ; coulez la liqueur, et y dissolvez deux onces de sirop des cinq racines : pour un apozème, que le malade prendra chaudement, à la quantité d'une demi-livre matin et soir, jusqu'à sa guérison.

CHIEN ENRAGÉ.

Après quarante jours, et quelquefois plus, les symptômes se manifestent, qui sont la fièvre, la soif, l'hydrophobie, et enfin la convulsion des extrémités.

Prenez esprit de vin très-rectifié, quatre onces ; thériaque, une once. Faites une mixtion, dont on frottera trois fois le jour la partie mordue, appliquant par dessus un linge trempé dans la même mixtion.

OPHTHALMIE.

On connaît assez cette maladie par la rougeur et l'inflammation des yeux du malade. Il faut d'abord tirer dix onces de sang au bras, et donner lé lendemain une potion purgative ordinaire, qu'il faut encore réitérer deux fois, laissant deux jours d'intervalle. Le soir de chaque purgation, le malade prendra une potion calmante faite avec une once de sirop diacode. Les jours exempts de purgation, il prendra trois ou quatre fois dans la journée quatre onces d'une émulsion faite avec les grandes semences froides et la semence de pavot blanc.

Prenez eau de plantain, de roses rouges et de frai de grenouille, de chacune une once ; tutie préparée, une drachme. Mêlez cela, pour un collyre, dont on fera tomber quelques gouttes dans l'œil deux fois le jour ; ce qu'il ne faut faire qu'après la première purgation.

Si la maladie ne cède pas à ces premiers remèdes, on réitérera la saignée, surtout si le sang est semblable à celui des pleurétiques, et la purgation sera aussi réitérée à proportion. Le malade s'abstiendra de vin et de toute liqueur forte ; il évitera les aliments indigestes et de haut goût, et les jours exempts de purgation, il boira du lait coupé, après l'avoir fait bouillir. Il est à remarquer que l'ophthalmie ne cède pas toujours aux saignées et aux purgations réitérées. En ce cas-là, une potion calmante, faite avec une once de sirop diacode et donnée tous les soirs, achève la cure, sans qu'il soit besoin d'autres secours.

HÉMORRHAGIE DU NEZ.

(*Voyez vinaigre*, page 73.)

On sent au front une douleur et une chaleur lancinantes. Il faut faire plusieurs saignées du bras au malade, et que son régime soit rafraîchissant : il faut par conséquent lui prescrire un julép de même qualité avec des émulsions rafraîchissantes.

On lui appliquera sur la nuque et autour du cou des compresses trempées dans l'eau froide où l'on aura dissous du sel de prunelle, et légèrement exprimées, et cela plusieurs fois dans la journée.

Après les évacuations suffisantes, on appliquera la liqueur qui suit :

Prenez vitriol de Hongrie et alun, de chacun une once; flegme de vitriol, une demi-livre; faites-les bouillir jusqu'à ce que tout soit dissous. La liqueur étant refroidie, filtrez-la et la séparez des cristaux qui s'y seront formés ; ajoutez-y ensuite une douzième partie d'huile de vitriol (acide sulfurique).

Ou plutôt,

Prenez eau de plantain, trois onces; bol d'Arménie réduit en poudre subtile, demi-once; mêlez-les exactement, puis faites une tente de charpie qui, étant trempée dans cette eau, sera mise dans la narine du côté où le sang sort, et on l'y laissera pendant deux jours.

Ce moyen ne réussissant pas, il faudra dissoudre du vitriol romain dans de l'eau commune, et introduire dans la narine une tente imbibée de cette dissolution. Des linges trempés dans la même liqueur arrêtent le sang qui sort d'une partie extérieure, quand on les applique sur la partie même.

ESQUINANCIE.

L'esquinancie arrive le plus souvent entre le printemps et l'été. La douleur et l'inflammation du gosier succèdent à la fièvre; de sorte que la luette, les amygdales et le larynx étant tuméfiés, le malade ne peut ni avaler ni respirer. — Le premier remède doit être une saignée du bras très-copieuse; ensuite il faut toucher les parties enflammées avec le miel rosat et l'esprit de vitriol ou de soufre mêlés ensemble jusqu'à une grande acidité. On se servira ensuite du gargarisme suivant, non pas à la manière ordinaire, en l'agitant dans la bouche, mais en l'y tenant simplement jusqu'à ce qu'il s'échauffe; pour lors on le rejettera et on réitérera souvent la même chose.

Prenez eau de plantain, de roses rouges et de

frai de grenouilles, de chacun quatre onces ; trois blancs d'œufs battus; sucre candi, trois onces. Mêlez tout cela, pour un gargarisme.

Le malade usera en même temps de l'émulsion rafraîchissante décrite dans l'article sur la pleurésie. — Le lendemain matin, si la fièvre et la difficulté de respirer ne sont pas diminuées, on réitérera la saignée, remettant la purgation au jour suivant; sinon il faut donner au malade un doux purgatif. — Lorsque la maladie persévère, ce qui est assez rare, il faut encore réitérer la saignée et la purgation, et appliquer sur la nuque un ample vésicatoire après la première saignée.

On donnera tous les matins, hors les jours de la purgation, un lavement émollient et rafraîchissant. Le malade observera une diète exacte, et il sortira chaque jour du lit pendant quelques heures.

Dans toutes ces fièvres que j'appelle *intermittentes* ou *accidentelles*, de même que dans la fièvre stationnaire, il faut observer avec soin que le malade soit hors du lit une grande partie du jour, qu'il vive de décoctions d'orge, d'avoine et d'autres choses semblables, et qu'il use pour sa boisson ordinaire de petite-bière houblonnée ou d'eau laiteuse.

MALADIES DE LA POITRINE.

PLEURÉSIE.

Cette maladie règne entre le printemps et l'été; elle commence par un frisson qui est incontinent suivi de chaleur, de soif, d'inquiétude, et des autres symptômes de la fièvre. Après quelques heures, le malade est saisi d'une violente douleur au côté de la poitrine, qui s'étend tantôt vers les omoplates, tantôt vers l'épine, tantôt vers le devant de la poitrine. Cette douleur est accompagnée d'une toux fréquente. — Au commencement de la maladie, la matière des crachats est ténue et en petite quantité, et souvent mêlée de particules de sang; mais dans les progrès de la maladie, elle est plus abondante et plus épaisse par la coction qu'elle a acquise, et toujours sanglante. — La violence de la fièvre suit celle de la toux, des crachats sanglants et de la douleur, et elle diminue à mesure que l'expectoration devient plus libre. Le ventre est quelquefois resserré et quelquefois trop lâche; le sang que l'on tire au malade est semblable à du suif fondu quand il est froid.

Il faut d'abord tirer dix onces de sang au bras, du côté de la douleur.

Prenez eau de coquelicot, quatre onces ; cristal minéral, un gros ; sirop violat, une once. Mêlez cela ensemble : pour une potion, que l'on donnera aussitôt après la première saignée.

Prenez cinq amandes douces pelées, semences de melon et de courge, de chacune, demi-once ; semence de pavot blanc, trois gros ; eau d'orge, une livre et demie ; eau rose, deux gros ; sucre candi, ce qu'il en faut : pour une émulsion, dont le malade prendra quatre onces de quatre en quatre heures.

Prenez décoction pectorale, deux livres ; sirop violat et de capillaire, de chacun une once et demie. Mêlez cela : pour un apozème, dont le malade prendra demi-livre trois fois dans la journée.

Prenez huile d'amandes douces, deux onces ; sirop violat et sirop de capillaire, de chacun une once ; sucre candi, ce qu'il en faut. Mêlez tout cela : pour un looch, que le malade avalera souvent.

FAUSSE PÉRIPNEUMONIE.

Cette maladie se fait sentir au commencement de l'hiver, et souvent à la fin de cette saison. Le malade qui en est attaqué, l'est tantôt par le chaud et tantôt par le froid ; il a des vertiges pour peu qu'il se remue ; ses joues et ses yeux sont rouges et enflammés; il tousse fréquemment, et en toussant il ressent à la tête une douleur lancinante; il vomit la boisson; son urine est trouble et fort rouge, son sang est semblable à celui des pleurétiques, sa respiration est fréquente et difficile; il ressent une douleur à la poitrine. Ce mal diffère de l'asthme sec, en ce que l'asthme n'est jamais accompagné de fièvre; au lieu que dans le mal dont il s'agit, la fièvre est manifeste, quoique bien moins violente que dans la vraie péripneumonie.

Il faut d'abord tirer dix onces de sang du bras droit, et donner le lendemain la potion suivante:

Prenez casse mondée, une once; réglisse, deux gros; quatre figues grasses; feuilles de séné, deux gros et demi; trochisques d'agaric, un gros. Faites bouillir le tout dans suffisante quantité d'eau, qui sera réduite à quatre onces; coulez ensuite la liqueur, et y dissolvez une once de manne et demi-once de sirop de roses solutif.

Si le malade a de l'horreur pour cette potion, on lui donnera à quatre heures du matin deux scrupules de pilules cochées majeures. — Durant ce temps-là, surtout hors des jours de la purgation, le malade usera de la décoction pectorale, du looch et de l'huile d'amandes douces, comme on a dit dans la pleurésie.

ASTHME.

L'asthme est de trois espèces. La première est appelée *dyspnée*, qui est une difficulté de respirer, consistant dans une respiration fréquente et serrée, causée par un embarras dans le poumon, sans ronflement. La seconde espèce est l'asthme vrai, où la respiration est grande et fréquente, dans laquelle le diaphragme, les muscles intercostaux, et même ceux du bas-ventre sont mus violemment, et qui est avec ronflement et sifflement. Dans la première espèce, les poumons sont obstrués, et les bronches le sont dans la seconde. La troisième espèce est appelée l'*orthopnée*, qui est une extrême difficulté de respirer, dans laquelle les malades ne peuvent respirer à moins qu'ils ne soient assis et n'aient le cou élevé : les muscles de la poitrine et des omoplates sont alors fort agités.

Il faut tirer dix onces de sang au bras, et le jour suivant le malade prendra la potion purgative, qu'il faudra réitérer deux autres fois de trois en trois jours. — Les jours exempts de purgation, il usera des remèdes suivants :

Prenez graines d'anis subtilement pulvérisée, deux drachmes, et avec suffisante quantité de baume de Locatelli, faites six pilules de chaque drachme. Le malade en prendra trois le matin et trois l'après-dîner, buvant par dessus quatre onces de décoction amère, et sans purgatif.

Si les symptômes continuent, il faudra réitérer entièrement la même méthode.

TOUX, PHTHISIE.

La toux se fait suffisamment connaître. Quant à la phthisie, elle attaque ordinairement depuis dix-huit ans jusqu'à trente-cinq. Tout le corps s'exténue dans cette maladie : il y a une fièvre hectique qui augmente après le repas, et que l'on connaît par la vitesse du pouls et par la rougeur des joues ; la matière que la toux chasse au dehors par les crachats est sanglante ou purulente ; lorsqu'on la jette sur les charbons ardents, elle rend une mauvaise odeur ; et si on la jette dans un vaisseau plein d'eau, elle va au fond ; le malade sue pendant la nuit ; enfin les joues deviennent livides, le visage pâlit, le nez devient aigu, les tempes s'affaissent, les ongles se courbent, les cheveux tombent, et un flux de ventre colliquatif, joint à tous ces autres symptômes, annonce une mort prochaine.

Si la toux est nouvelle, et qu'elle ne soit pas accompagnée de fièvre, ni des autres signes de la fausse péripneumonie, ou si elle ne pro-

cède pas d'une pleurésie, ou d'une péripneumonie, dans le traitement desquelles on aurait
négligé de saigner suffisamment, il suffira que
le malade quitte l'usage du vin, pendant quelques jours, qu'il s'abstienne de manger de la
viande, et qu'il use, à sa volonté, de quelques-
uns des remèdes suivants :

Par exemple, du baume de soufre anisé jusqu'à la dose de dix gouttes dans une cuillerée
de sucre candi pulvérisé, et cela deux ou trois
fois le jour ; ou bien des tablettes suivantes,
que le malade portera toujours sur soi, afin d'en
user le plus souvent qu'il pourra.

Prenez sucre-candi, une livre et demie : faites-
le bouillir dans suffisante quantité d'eau de
fontaine, jusqu'à ce qu'il s'attache aux doigts ;
ajoutez-y pour lors des poudres de racines de
réglisse et d'aunée, de semences d'anis et d'angélique, de chacune demi-once ; de la poudre
d'iris de Florence et de soufre, de chacune deux
drachmes ; de l'essence d'anis, deux scrupules.
Faites des tablettes que l'on peut appeler, si l'on
veut, *domestiques.*

Le malade usera aussi, pendant ce temps-là,
du looch suivant :

Prenez huile d'amandes douces, deux onces ;
sirop de capillaire et sirop violat, de chacun une
once ; sucre-candi, ce qu'il en faut : pour un looch

dans lequel on trempera un bâton de réglisse pour le sucer souvent.

Mais si la toux ne s'apaise pas par l'usage de ces remèdes, si elle est accompagnée de fièvre, ou si elle est la suite d'une pleurésie, d'une péripneumonie, dans ce cas il serait inutile de se fier aux remèdes pectoraux ; mais il faut alors traiter cette toux par la saignée et la purgation, comme nous avons enseigné dans l'article de la fausse péripneumonie. — Que si, malgré tous ces remèdes, la toux, bien loin de cesser, affaiblit tellement les poumons par de continuelles secousses, que la phthisie s'ensuive, on doit, en ce cas-là, employer la méthode suivante :

Prenez baume du Pérou, dix gouttes ; mêlez-les dans une cuillerée de sirop de lierre terrestre.

Ou, si cette manière n'est pas agréable au malade, on les mêlera dans une cuillerée de sucre candi pulvérisé. Le malade prendra cette dose trois fois par jour, et, par dessus, il boira quatre onces de la décoction amère sans purgatifs ; ou, si cette décoction lâche le ventre, il n'en prendra que trois onces.

Mais entre tous les remèdes que l'on a proposés jusqu'ici contre cette maladie, l'exercice à cheval est, sans contredit, le meilleur de tous, en observant de le continuer pendant un assez long temps et par des voyages assez longs ; et de plus, si le malade est d'un âge viril, il doit employer plus de temps à cet exercice, que s'il était dans l'enfance ou la jeunesse. Au reste, on peut assurer que le quinquina n'est guère plus certain pour la guérison des fièvres intermittentes, que l'est cet exercice pour guérir la phthisie à l'âge que l'on vient de dire.

CRACHEMENT DE SANG.

Dans le crachement de sang, on ressent une douleur et une chaleur à la poitrine, avec de la faiblesse. — Il faut tirer au malade dix onces de sang du bras. Il prendra le lendemain une potion purgative ordinaire, et le soir une potion calmante, composée de trois onces d'eau de cerises noires et d'une once de sirop diacode. On viendra ensuite à l'usage des remèdes suivants :

Prenez bol d'Arménie, une once; racine de grande consoude pulvérisée, deux gros; terre sigillée, pierre hématite et sang-dragon, de chacun un gros; sucre fin, autant que tout le reste. Mêlez tout cela ensemble : pour une poudre très-fine, dont le malade prendra un gros le matin, autant l'après-dîner sur les cinq heures et autant le soir, et par-dessus il boira l'apozème suivant :

Prenez feuilles de plantain, de ronce sauvage et de mille-feuille, de chacune une poignée : faites-les bouillir dans suffisante quantité d'eau, que vous réduirez à une livre et demie; dissolvez dans la colature une once de sirop de grande consoude.

Ou bien on prendra six cuillerées de la teinture suivante :

Prenez roses rouges, six gros; écorce intérieure de chêne, demi-once; graine de plantain grossiè-rement concassée, trois gros; eau de fontaine, deux livres; esprit de vitriol, ce qu'il en faut pour une agréable acidité : faites infuser le tout dans un vaisseau bien fermé, à une douce chaleur pendant quatre heures, coulez ensuite la liqueur et ajoutez-y trois onces d'eau de cannelle orgée et ce qu'il faut de sucre fin pour rendre cette teinture agréable au goût.

Si le malade a de la répugnance pour les poudres, il usera de l'électuaire qui a été prescrit dans l'article du flux immodéré des menstrues. Il prendra tous les jours un lavement, et le soir une dose de sirop diacode. La saignée sera réitérée une, deux ou trois fois, selon le besoin, à quelques jours d'intervalle, et la purgation sera aussi répétée autant qu'il sera nécessaire. Le régime doit être incrassant et rafraîchissant.

PHTHISIE.

Il y a plusieurs espèces de phthisies. La première et la principale est le plus souvent causée

par le froid de l'hiver. Peu de temps avant le sols-
tice d'hiver, un grand nombre de gens sont attaqués de la toux, à cause de la rigueur de la saison. Ce sont des gens qui ont naturellement les
poumons faibles, et les efforts réitérés qu'ils font
pour tousser affaiblissent encore davantage cette
partie. Les poumons ainsi mal disposés ne peuvent s'assimiler la nourriture qui leur est nécessaire. De là, un grand amas de pituite crue qui
accable la poitrine, et que l'agitation continuelle
des poumons, et les efforts violents pour tousser,
font sortir abondamment par les crachats. Il se
forme ensuite des ulcères dans les poumons, et
la matière purulente rentrant dans le sang, l'in-
fecte et le corrompt, ce qui produit une fièvre
habituelle et putride. Cette fièvre redouble sur
le soir, et le redoublement finit le matin par une
sueur abondante qui affaiblit beaucoup le malade. — Pour comble de maux, la diarrhée survient à cause de l'humeur purulente que les artères mésentériques déposent sur les intestins,
et parce que le ressort de ces parties est entièrement détruit. Cette diarrhée épuise bientôt le malade, et la phthisie, qui s'est formée pendant
l'hiver, se termine l'été suivant par la mort.

Comme en hiver, le sang abonde extrêmement
en pituite, et que la transpiration arrêtée tout-à-
coup produit une difficulté de respirer, il arrive

de là que les sérosités se jettent sur les poumons par les rameaux de la veine artérielle, ou au moyen des conduits salivaires, elle s'accumule dans les glandes du gosier, d'où elle tombe dans les poumons par la trachée-artère. Ainsi elles les affaiblissent, les irritent continuellement, et causent une toux fréquente et violente, avec les autres symptômes dont nous avons parlé. Les poumons étant déchus de leur état naturel, et ayant perdu leur ressort, il s'y forme d'ordinaire des engorgements et des tubercules que l'on trouve le plus souvent remplis d'une sanie purulente, lorsqu'on examine les poumons de ceux qui sont morts de cette maladie.

Quand une fois la phthisie est avancée, elle résiste presque toujours à toute sorte de remèdes. On peut néanmoins tenter de la guérir en diminuant la quantité de l'humeur catarrheuse qui se jette sur les poumons. Pour cela il faut employer la saignée du bras, les doux purgatifs, les remèdes pectoraux appropriés aux différents états de la maladie, c'est-à-dire les incrassants, lorsque l'humeur, étant trop claire, ne peut s'évacuer comme il faut par la toux et par les crachats; et les atténuants, lorsque l'humeur trop épaisse ne sort qu'avec beaucoup de peine et d'incommodité.

Ensuite il faut détruire la fièvre hectique par le moyen des remèdes tempérants et rafraîchissants. Tels sont le lait d'ânesse, le lait distillé, les émulsions avec les amandes douces, les semences froides et la graine de pavot blanc, l'eau de fleurs de primevère, etc. — Enfin il s'agit de déterger l'ulcère du poumon. On regarde le baume blanc, ou baume de la Mecque, comme excellent pour cela.

Voici donc, selon moi, la meilleure manière de traiter la phthisie. On commencera d'abord par une saignée du bras, ensuite on purgera le malade trois jours de suite, soit avec les pilules cochées majeures, soit avec notre potion purgative ordinaire. Deux ou trois jours après, on purgera de nouveau, et on réitérera encore la purgation autant de fois qu'on le jugera nécessaire, jusqu'à ce que les symptômes aient entièrement disparu, ou du moins soient fort adoucis.

Après que chaque purgation aura cessé d'agir, on donnera au malade vingt gouttes de baume blanc mêlées dans du sucre pulvérisé, ou bien une pilule faite avec la térébenthine de Chio et le sucre candi, et le malade ne boira rien par-dessus. Le baume blanc ne doit être employé qu'après avoir fait précéder les évacuations convenables. On peut substituer à ce baume un électuaire composé de baume de Locatelli, de réglisse et de graine d'anis en poudre, et de térébenthine.

Lorsqu'on a évacué suffisamment, il faut travailler à apaiser la toux, de peur que les poumons ne s'affaiblissent par les secousses continuelles qu'ils souffrent. Le meilleur remède pour apaiser la toux, est le sirop diacode qu'on peut donner de la manière suivante;

Prenez décoction pectorale, une livre; sirop diacode et sirop de capillaire, de chacun deux onces. Mêlez cela ensemble. Le malade en prendra cinq cuillerées trois fois par jour.

Ce remède pris fréquemment arrêtera peu à peu le flux de l'humeur catarrheuse, et l'empêchera de tomber sur les poumons, lesquels, par ce moyen, se rétabliront dans le premier état, à moins qu'ils ne soient extrêmement endommagés. Le narcotique aidera aussi la coction de la matière purulente qui est formée dans les poumons.

Mais de tous les moyens de guérir la phthisie, il n'en est point qui égale l'exercice du cheval continué tous les jours. Les malades qui choisissent ce moyen de guérison n'ont plus besoin d'être asservis à aucun régime particulier, et ils peuvent boire et manger de tout ce qui leur plaît, parce que cet exercice leur tient lieu de tout. Quelques-uns de ceux qui sont revenus en santé par cette méthode ont été attaqués d'une tumeur au cou, laquelle ressemblait fort aux tumeurs scrophuleuses.

Il y a une autre sorte de phthisie qui vient de la toux, mais qui commence dans une autre saison que la précédente, savoir au commencement de l'été. Elle attaque les plus souvent les jeunes gens délicats, dont le sang est âcre et échauffé, qui en crachent en toussant, et qui se sont échauffés par des excès de vin. Les malades sentent une douleur ou un embarras dans les poumons; et si on ne remédie promptement à ces symptômes par des remèdes convenables, il survient bientôt un ulcère, et le malade crache le pus. — On guérit aisément cette sorte de phthisie par la saignée et la purgation alternativement réitérées, surtout dans le commencement de la maladie, joignant à cela un régime rafraîchissant et incrassant, et s'abstenant tout-à-fait de viande.

La troisième espèce de phthisie arrive lorsque, sur la fin d'une fièvre, la matière fébrile s'étant jetée sur les poumons, les affaiblit, et donne lieu aux funestes symptômes dont nous avons fait mention. — Elle est produite aussi quelquefois par la suppuration d'une pleurésie, lorsque la matière purulente n'a pas été assez abondamment évacuée par l'expectoration.

Il y a aussi des gens qui, pour avoir été extrêmement affaiblis par des évacuations trop abondantes et trop fréquentes, tombent dans une sorte de phthisie que je nomme la quatrième. Ces malades ont, le soir après souper, un redoublement de chaleur et de fièvre, et ils sont particulièrement attaqués d'aphthes.

MALADIES DU BAS-VENTRE.

DYSENTERIE.

La dysenterie commence par des frissons qui sont suivis d'une chaleur par tout le corps; ensuite viennent des tranchées, et bientôt après des déjections fréquentes et glaireuses, mêlées quelquefois de matières stercoreuses ; et ces déjections ne se font qu'avec de violentes douleurs, de manière qu'il semble que tous les viscères sont près de s'échapper hors du ventre, toutes les fois que le malade se présente au siége. On aperçoit quelquefois dans les matières des stries de sang, et d'autres fois on n'y en remarque pas la moindre pendant toute la maladie. — Dans le progrès du mal on rend quelquefois le sang tout pur, et les intestins tombent dans une gangrène incurable. Lorsque le malade est dans la fleur de son âge, ou qu'il a été trop échauffé par des cordiaux, il lui survient une fièvre violente; sa langue est blanchâtre et couverte d'une mucosité épaisse ; quelquefois elle est noire et sèche; les forces s'abattent, les esprits se dissipent, l'intérieur de la bouche et le gosier se trouvent couverts d'aphthes, surtout lorsque l'humeur délétère a été mal à propos fixée par des astringents, au lieu d'avoir été évacuée par les purgatifs. Il arrive quelquefois, sans qu'il y ait de fièvre, que le mal commence par les tranchées, qui sont suivies des autres accidents.

Dans la diarrhée, les malades rendent leurs matières sans qu'elles soient mêlées de sang, et sans qu'il y ait aucune marque d'ulcération aux intestins.

Dans le ténesme, il y a de continuelles envies d'aller à la selle, quoique le malade ne rende que quelques mucosités sanglantes ou purulentes, en très-petite quantité.

Il faut commencer par tirer promptement du sang au bras, et donner le même soir une potion calmante, et le lendemain une potion purgative ordinaire, que l'on réitérera deux fois, laissant un jour d'intervalle, et réitérant de même les potions calmantes dès que les purgations ont produit leur effet: et les jours qu'on ne purge pas, il faut donner le calmant matin et soir. — Après avoir fait au malade une saignée, et l'avoir purgé une fois, on lui fera user du cordial qui suit, durant tout le cours de la maladie.

Prenez eau de cerises noires et de fraises, de

chacune trois onces ; eau épidémique, eau de scordium composée, et eau de cannelle orgée, de chacune une once ; sucre candi, ce qu'il en faut ; eau rose, demi-once, afin de donner un goût agréable. Mêlez tout cela : pour un julep, dont le malade prendra quatre à cinq cuillerées dans ses faiblesses, ou bien à volonté.

La boisson doit être du lait bouilli avec trois fois autant d'eau, ou bien la décoction blanche qui suit :

Prenez corne de cerf calcinée et mie de pain blanc, de chacune deux onces. Faites-les bouillir dans trois livres d'eau de fontaine que vous réduirez à deux. Puis ajoutez-y ce qu'il faut de sucre pour donner à la liqueur un goût agréable.

Quand le malade aura été purgé trois fois, tout le traitement consiste à user deux ou trois fois dans la journée du laudanum liquide, et à donner de temps en temps un lavement d'une demi-livre de lait de vache avec un gros et demi de thériaque ; remède qui est excellent dans les cours de ventre.

Lorsque le flux de ventre n'est qu'une simple diarrhée, donnez au malade tous les matins le bol suivant, sans saignée ni purgation.

Prenez rhubarbe en poudre, demi-gros, plus ou moins, selon les forces du malade, et, avec suffisante quantité de diascordium, faites un bol.

Lorsque de simples tranchées sans déjections tourmentent le malade, on les guérit en faisant boire beaucoup de petit-lait froid, et en le donnant tiède en lavement, comme dans le choléra-morbus on donne l'eau de poulet, ou le lait coupé avec la bière.

Si cette maladie dure plus long-temps, en sorte que toute sa violence se fasse sentir à l'intestin rectum, avec une continuelle envie d'aller à la selle, il faut mettre le malade à un régime fortifiant, et lui donner quelque liqueur cordiale propre à rétablir les forces; et à mesure qu'elles se rétabliront, le ténesme se guérira de lui-même.

Quand la dysenterie est mal guérie, le malade est quelquefois travaillé de douleurs pendant des années entières; en ce cas, la saignée réitérée opère la guérison.

CHOLÉRA-MORBUS.

Cette maladie, qui arrive ordinairement dans le cours du mois d'août, ne passe guère les premières semaines du mois de septembre; mais quand elle est causée par la crapule et la gourmandise, elle arrive dans tous les temps : et quoique ces deux sortes de maladies se guérissent l'une et l'autre de la même manière, celle-ci est pourtant d'une espèce différente. — Le mal se manifeste par des vomissements énormes et par des déjections d'humeurs corrompues, que l'on rend avec beaucoup de peine et de difficulté, par des douleurs du ventre et des intestins qui sont très-violentes, et accompagnées de gonflement et de tension, par la cardialgie, la soif, le pouls vite et fréquent, petit et inégal, par des ardeurs, des angoisses, des nausées très-incommodes, des sueurs, des contractions des bras et des jambes, de défaillances, par la froideur aux extrémités, et par d'autres symptômes qui font assez souvent périr le malade en vingt-quatre heures.

Il faut faire bouillir un jeune poulet dans une grande quantité d'eau, en sorte que la décoction n'ait presque aucun goût de la chair de l'animal. Le malade boira coup sur coup plusieurs grands verres de cette décoction tiède, ou, à son défaut, de petit-lait, et on lui donnera en même temps plusieurs lavements de la même décoction. On peut ajouter à chaque verre de boisson et à chacun des lavements une once des sirops de laitue, de pourpier, de nénuphar, ou violat. — Après tout ce lavage, qui demande trois ou quatre heures, un narcotique termine le traitement.

Si le médecin ne vient qu'après que les vomissements et les déjections ont réduit le malade aux abois, et que les extrémités soient déjà froides, il faut alors avoir recours au laudanum liquide, qui sera donné en plus forte dose, par exemple, vingt-cinq gouttes dans une once d'eau de cannelle forte ; et quand les symptômes seront apaisés, il ne faudra pas laisser de réitérer tous les jours ce remède soir et matin, mais en moindre dose, jusqu'à ce que le malade soit rétabli.

Il y a une sorte de choléra-morbus qui attaque souvent les enfants, et qui en enlève plusieurs. Ce mal leur arrive dans le temps que les dents poussent ou parce qu'on les a trop gorgés d'aliments. — Leur âge tendre ne permet pas de leur laver l'estomac avec cette ample boisson qui est nécessaire aux adultes, et moins encore de mettre leurs humeurs dans un grand mouvement par des purgatifs réitérés ; de manière qu'il faut les traiter par le seul usage du laudanum liquide. Ainsi on leur en donnera deux, trois ou quatre gouttes, ou plus encore, suivant leur âge, dans une cuillerée de petite bière, ou de quelqu'autre liqueur appropriée, et on réitérera ce remède selon qu'il sera nécessaire.

PASSION ILIAQUE.

Le mouvement péristaltique des intestins se trouve renversé dans cette maladie. Les purgatifs et les lavements émétiques, et les excréments sont rejetés par la bouche. On commencera par

tirer neuf ou dix onces de sang au bras, et quelques heures après on donnera la poudre suivante:

Prenez racine de scammonée, ou, à son défaut,
résine de jalap, douze grains; calomélas de Tur-
quet, un scrupule. Mêlez-les : pour une poudre,
que le malade prendra dans une cuillerée de lait
de vache, et il boira par dessus une ou deux
cuillerées du même lait.

Ou bien, si l'on aime mieux les pilules:

Prenez pilules de duobus; un demi-gros; calomélas, un scrupule; baume du Pérou, ce qu'il en
faut pour former quatre pilules, qui seront avalées
dans une cuillerée de sirop violat.

Si le malade vomit ce remède, on lui donnera aussitôt vingt-cinq gouttes de laudanum
liquide dans un demi-once d'eau de cannelle
forte. Les envies de vomir et les tranchées
ayant cessé par ce moyen, on réitérera le purgatif dont nous venons de parler. Mais si, après
que l'opération du narcotique sera finie, les
envies de vomir et les douleurs recommen-
cent, sans que le purgatif produise son effet, on
reviendra de nouveau à l'usage du calmant, que
l'on réitérera de quatre en quatre, ou de six en
six heures, jusqu'à ce qu'il n'ait plus de douleur
dans les intestins, et alors le purgatif agira par
les selles.

Après l'opération du purgatif, le malade prendra

vingt gouttes de laudanum liquide dans une once d'eau de cannelle forte, et il réitérera cette potion deux ou trois fois, et plus encore s'il est besoin, dans la journée, jusqu'à ce que le vomissement et la douleur aient entièrement cessé, et alors même, pour confirmer la guérison, il faudra continuer pendant quelques soirs le narcotique, mais à moindre dose.

COLIQUE BILIEUSE.

C'est un très-cruelle douleur des intestins, qui serre le ventre comme avec une bande, ou qui, étant fixée dans un point, semble percer le ventre; elle se ralentit de temps en temps, et revient ensuite de plus belle. Dans le commencement, elle n'est pas si fixe dans un point; le vomissement n'est pas si fréquent, et le ventre n'est pas si obstinément rebelle aux purgatifs : mais plus elle augmente, plus elle se fixe ; le vomissement devient plus fréquent, le ventre plus resserré, et la colique dégénère enfin en passion iliaque.

On la distingue aussi de la néphrétique. 1° La douleur néphrétique est fixée dans le rein, et elle s'étend du rein au testicule, selon la longueur de l'urétère; au lieu que la douleur de colique est vague, et entoure le ventre comme une ceinture. 2° La colique augmente après le repas, et la néphrétique diminue plutôt. 3° Dans la colique on est plus soulagé par les déjections et le vomissement que dans la néphrétique. 4° Dans la néphrétique, l'urine est d'abord claire et ténue; ensuite elle dépose quelque sédiment, et enfin il sort du sable et du gravier : mais dans la colique, les urines sont fort grossières dans le commencement.

Il faut saigner copieusement le malade au bras, et trois ou quatre heures après donner une potion anodine : le jour suivant un doux purgatif; puis, laissant un jour d'intervalle, on réitérera le purgatif jusqu'à trois fois.

Mais si la colique a été causée par l'usage excessif des fruits d'été, ou d'autres aliments semblables, il faut d'abord nettoyer l'estomac en faisant boire abondamment du lait coupé avec la petite bière; après quoi on donnera la potion anodine. Le lendemain, on saignera le malade, et on continuera à le traiter suivant la méthode prescrite.

Quand cette colique mal traitée a beaucoup fatigué un malade, et l'a, pour ainsi dire, épuisé, un grand usage de l'eau épidémique, ou de quelque autre confortatif que ce soit, qui a toujours été plus agréable au goût du malade, même pendant la santé, le soulage alors contre toute espérance.

COLIQUE DE POITOU.

C'est une espèce de colique qui dégénère ordinairement en paralysie, et par laquelle le mouvement des mains et des pieds se trouve entièrement dépravé. Elle est très-commune dans les îles Caraïbes, où elle attaque un grand nombre de gens. — Cette cruelle douleur se guérit par le baume du Pérou donné fréquemment et en grande dose. On en donnera deux ou trois fois par jour vingt, trente ou quarante gouttes mêlées avec une cuillerée de sucre fin pulvérisé. Les douleurs cèdent à ce remède, mais la paralysie n'est pas guérie.

NÉPHRÉTIQUE.

Ce mal se manifeste par une douleur fixe à la région des lombes, par une urine sanglante, par des sables ou des pierres que l'on rend: il y a un engourdissement à la cuisse du côté du rein malade; le testicule du même côté se retire; les nausées et les vomissements se joignent aux autres symptômes. La douleur de colique ressemble à celle de la néphrétique, quoiqu'il y ait des symptômes entièrement différents, qui sont énoncés dans l'article de la colique bilieuse. —

Si le malade est d'un tempérament sanguin, il

faut lui tirer dix onces de sang au bras du côté qui répond au rein malade; ensuite on fera bouillir deux onces de racine de guimauve dans huit livres de petit-lait, que le malade boira incessamment, puis on lui donnera le lavement qui suit:

Prenez racines de guimauve et de lis, de chacune une once; feuilles de mauve, de pariétaire et de branche-ursine, de chacune une poignée, et autant de fleurs de camomille; graines de lin et de fénugrec, de chacune demi-once. Faites bouillir tout cela dans suffisante quantité d'eau, que vous réduirez à une livre et demie.

La saignée ne convient pas aux gens âgés et à ceux qui sont affaiblis par la longueur de la maladie, non plus qu'aux vieilles femmes qui sont sujettes aux vapeurs, surtout si, au commencement de l'accès, elles rendent des urines noires et sablonneuses. Pour tout le reste, il faut suivre la route que nous venons d'indiquer.

Pour guérir le pissement de sang qui est produit par le calcul des reins, le malade prendra, une fois chaque semaine, deux onces et demie de manne dissoute dans deux livres de petit-lait. Il est quelquefois avantageux de boire abondamment de la petite bière. — Quand le calcul des reins est considérable, on sent une douleur obtuse et assez supportable, sans qu'il y ait d'accès néphrétique. — Le malade ne doit point prendre les eaux ferrugineuses sans s'assurer auparavant que le calcul est assez petit pour descendre par les urétères. Voici à quoi on le connaîtra sûrement. Si le malade a déjà souffert auparavant quelque attaque de néphrétique, savoir, une violente douleur à l'un des reins, laquelle s'étend le long de l'urétère, avec un vomissement considérable, c'est une marque certaine que le rein ne contient pas une grosse pierre, mais un amas de petites ; une desquelles entrant de temps en temps dans l'urétère, produit l'accès néphrétique, qui ne cesse guère que cette petite pierre ne soit tombée dans la vessie. Dans ce cas-là, il n'est pas de meilleur remède que la boisson des eaux martiales. Mais si le malade n'a jamais eu d'accès de néphrétique, c'est une preuve que le calcul est trop gros pour qu'il puisse sortir du rein, et alors il faut éviter les eaux ferrugineuses.

DIABÉTÈS.

Les sucs portés dans le sang sortent par les voies de l'urine, encore crus et indigestes, ce qui fait que les forces du malade se dissipent insensiblement et que le corps se consume. Cette mauvaise disposition est accompagnée de soif, d'ardeur des viscères, de tumeurs des lombes et des cuisses, et d'un crachement fréquent d'une salive écumeuse.

14

— Il faut se conduire dans le traitement de cette maladie comme dans celui des fleurs blanches , à l'exception de la saignée et des purgatifs qu'il en faut bannir.

HÉMORRHOIDES.

On souffre de très-violentes douleurs quand il s'agit d'aller à la selle, et la surface des matiè-res est teinte de sang. Quelquefois des tumeurs semblables à des verrues sont cachées au-dedans du sphincter ou paraissent même autour de l'anus. — Il faut commencer par tirer dix onces de sang au bras.

Prenez semences de melon et de courge , de chacune demi-once ; semences de pavot blanc , deux drachmes ; cinq d'amandes douces pelées; broyez tout cela dans un mortier de marbre , et versez-y peu à peu une livre et demie de décoc-tion d'orge, ajoutez deux drachmes d'eau rose et suffisante quantité de sucre fin pour une émulsion, dont le malade prendra trois ou quatre onces de temps en temps.

Prenez fleurs de soufre et poudre de réglisse et de sauge , de chacune un gros , et avec ce qu'il faut de baume de Locatelli , formez de chaque gros six pilules ; le malade en prendra trois , trois fois par jour, et avalera par-dessus six cuillerées de l'émulsion précédente.

Prenez eau de frai de grenouilles, quatre onces; dissolvez-y litharge, deux drachmes; opium, un scrupule, pour une mixtion dans laquelle on trempera un linge qui sera appliqué sur la partie malade; mais si la tumeur des hémorrhoïdes est intérieure, il faut y injecter trois cuillerées de ladite mixtion.

La boisson ordinaire du malade sera du lait bouilli avec de l'eau simple ou avec de l'eau d'orge; il ne mangera point de viande et il prendra tous les soirs une dose de sirop diacode.

MALADIES PARTICULIÈRES AUX FEMMES.

SUPPRESSION DES RÈGLES.

Les femmes, dans cet état, sont dégoûtées; elles ont le visage d'une mauvaise couleur, une pesanteur de tout le corps, des douleurs au devant de la tête, aux lombes, aux cuisses et au bas-ventre, et leurs pieds sont enflés. — Il faut traiter cette maladie comme l'affection hystérique, et si elle résiste à ces remèdes, on prendra les suivants. — La malade prendra tous les matins et à quatre heures après-midi, cinq cuillerées du julep hystérique sans castoréum, en y joignant douze gouttes d'esprit de corne de cerf. Tous les soirs, avant que de se coucher, elle prendra un scrupule de trochisques de myrrhe avec le sirop d'armoise, en forme de bol ou de pilules.

FLUX EXCESSIF DES MENSTRUES.

L'excès de ce flux paraît par la peine qu'ont celles qui le souffrent à le supporter, par le dégoût et la faiblesse qu'il leur cause, la cachexie où il les jette, l'enflure des jambes et la mauvaise couleur du visage. — On tirera d'abord huit onces de sang au bras; on donnera le lendemain une potion purgative ordinaire, et on la réitérera deux autres fois, laissant un jour d'intervalle.

Les jours exempts de la purgation, la malade usera des remèdes suivants:

Prenez conserve de roses sèches, deux onces; écorce de grenades, corail rouge préparé et bol d'Arménie, de chacun deux scrupules; pierre hématite et sang-dragon, de chacun un scrupule, et avec suffisante quantité de sirop de coings, réduisez tout cela en consistance d'électuaire. La malade en prendra la grosseur d'une noix muscade le matin et à cinq heures après midi, et elle boira par-dessus six cuillerées du julep suivant:

Prenez eau de bourgeons de chêne et eau de plantain, de chacune trois onces; eau de cannelle orgée et sirop de roses sèches, de chacun une once; esprit de vitriol, ce qu'il en faut pour une agréable acidité.'

Prenez feuilles de plantain et d'orties, de chacune également, ce qu'il en faut; pilez-les ensemble et en exprimez le suc que vous clarifierez ensuite. La malade en prendra souvent quatre ou cinq cuillerées.

FLEURS BLANCHES.

L'écoulement est tantôt blanc, tantôt pâle, jaune, vert ou noirâtre; tantôt âcre et corrosif, et quelquefois de très-mauvaise odeur; le visage perd sa couleur naturelle, l'épine du dos est douloureuse, l'appétit se perd, les yeux se bouffissent, les pieds s'enflent. — Il faut d'abord tirer huit onces de sang au bras.

Prenez pilules cochées majeures, deux scrupules; castoréum, deux grains : baume du Pérou, trois gouttes; formez quatre pilules que la malade prendra à quatre heures du matin et dormira pardessus.

Elle usera du même remède deux autres fois, en mettant un ou deux jours d'intervalle entre les prises.

Prenez eau de rue, quatre onces; eau de brioine composée, deux onces; sucre candi, ce qu'il en faut pour un julep dont la malade avalera trois ou quatre cuillerées dans toutes ses faiblesses, et elle usera ensuite des remèdes suivants :

Prenez racines d'aunée, d'angélique, de cala-mus aromaticus, de chacune demi-once ; feuilles d'absinthe romaine, de marrube blanc, de petite centaurée, de calament ordinaire et de sauge sèche, de chacune une poignée ; baies de genièvre, une once ; coupez tout cela menu et le faites infu-ser à froid dans quatre livres de vin de Canarie. On ne coulera l'infusion que lorsqu'on voudra en user.

La malade usera d'aliments de facile diges-tion ; elle s'abstiendra de toutes sortes de légumes et de fruits.

PALES COULEURS.

Ce mal rend le visage et tout le corps pâles ; le visage est bouffi, de même que les paupières et les malléoles ; tout le corps est pesant ; les jam-bes et les pieds souffrent une tension accompagnée de lassitude. La respiration est difficile, avec pal-pitation de cœur, douleur de tête, pouls fiévreux, assoupissement, dégoût et suppression des règles. — La malade prendra les pilules chalybées, ou la poudre d'acier qui ont été prescrites dans l'af-fection hystérique, plus ou moins suivant l'âge ;

et elle avalera par-dessus un verre de vin, tel qu'elle voudra ; ou bien l'infusion fortifiante avec la racine d'angélique qui a été décrite dans le même article. Si la malade n'est pas beaucoup affaiblie, on la purgera une ou deux fois avant l'usage de ces remèdes.

AVORTEMENT.

Il faut prescrire les mêmes remèdes que pour prévenir le flux excessif des menstrues, en omettant seulement la purgation et les sucs de plantes.

VIDANGES.

Le flux naturel des vidanges consiste en trois choses. D'abord il coule un sang pur et abondant pendant trois jours ; ensuite un sang aqueux semblable à la lavure de chair, et qui continue ainsi environ quatre jours : il sort après cela une matière visqueuse et mucilagineuse, point ou peu mêlée de sang, ce qui dure pendant six ou sept jours, et même plus longtemps. — Le flux immodéré des vidanges se fait connaître par l'affaiblissement de la malade, par les défaillances, par la sortie d'un sang grumelé, par un dégoût pour toute sorte de nourriture, une douleur dans les hypocondres, une tension du ventre, un pouls débile et fréquent, un obscurcissement de la vue, un tintement des oreilles, et par des convulsions.

Le régime doit être incrassant, et on y joindra la boisson suivante.

Prenez eau de plantain et vin rouge, de chaque une livre. Faites-les bouillir jusqu'à diminution du tiers, et les édulcorez avec suffisante quantité de sucre fin : laissez refroidir cette boisson, dont vous donnerez une demi-livre deux ou trois fois par jour.

Pendant ce temps-là on fera prendre au malade quelque julep hystérique doux, et on lui fera flairer le nouet suivant :

Prenez galbanum et assa fœtida, de chacun deux drachmes; castoréum et sel volatil de succin, de chacun demi-drachme. Mêlez tout cela, et l'enfermez dans un nouet.

Dans cet état, le ventre se gonfle, une douleur gravative se fait sentir au ventre, aux lombes et aux aines; le visage devient rouge, la respiration est difficile, les yeux se troublent; il survient des frissons et une fièvre aiguë, des défaillances, des sueurs froides; on sent une pesanteur et une ardeur à la matrice; il y a paralysie aux parties inférieures, et quelquefois même il survient une épilepsie. — La malade se doit mettre d'abord au lit; il faut lui appliquer au plus tôt un emplâtre hystérique sur l'omblic, et lui donner de l'électuaire suivant.

Prenez conserves d'absinthe romaine et de rue, de chacune une once; trochisques de myrrhe, deux gros; castoréum, safran, esprit volatil de sel ammoniac et assa fœtida, de chacun demi-gros; et avec suffisante quantité de sirop des cinq racines, faites un électuaire, dont la malade prendra la grosseur d'une noix muscade, de quatre en quatre heures, buvant par-dessus quatre ou cinq cuillerées du julep suivant:

Prenez eau de rue, quatre onces; eau de brioine composée, deux onces; sucre candi, ce qu'il en faut.

Ou bien la malade prendra, de quatre en quatre heures, un scrupule de trochisques de myrrhe.

CHUTE DE MATRICE.

Prenez écorce de chêne, deux onces: faites-les bouillir dans quatre livres d'eau que vous réduirez à deux; ajoutez-y sur la fin écorce de grenade concassée, une once; roses rouges et fleurs de grenade, de chacune deux poignées; vin rouge, demi-livre. Coulez la liqueur, et trempez-y une flanelle que vous appliquerez sur la partie malade. Cette application se fera le matin, deux heures avant que la malade sorte du lit, et le soir quand elle sera couchée; et cela jusqu'à ce que la maladie soit guérie.

MALADIES PARTICULIÈRES AUX ENFANTS.

FIÈVRE DES DENTS.

Prenez esprit de corne de cerf, deux, trois ou quatre gouttes, selon l'âge, dans une ou deux cuillerées d'eau de cerises noires ou d'un julep approprié. On en donnera de quatre en quatre heures, jusqu'à quatre, cinq ou six fois.

ÉPILEPSIE.

Cette maladie attaque plusieurs enfants dès le premier mois de leur vie, à canse de leurs trop fréquentes déjections. Dans ce cas-là, une petite dose de diascordium, comme la grosseur d'un grain de poivre, dissous dans l'eau de saxifrage, ou dans le lait de la mère, est un excellent remède. Ce mal leur arrive encore vers le temps où les dents poussent, depuis le septième jusqu'au dixième mois : il est alors accompagné de toux, ou, ce qui est encore plus fâcheux, de vomissement et de diarrhée. L'enfant rend, comme les femmes hystériques, des matières verdâtres.

Quelquefois l'accès du mal est imprévu ; l'enfant tourne les yeux et la bouche ; son visage devient noir, et il a des convulsions en différentes parties. D'autres fois l'accès est précédé d'une contraction des doigts , et d'un regard fixe et extraordinaire.

Les accès sont tantôt plus , tantôt moins fréquents ; quelquefois ils ont leurs périodes marquées, et quelquefois ils sont vagues et sans règles: mais quand la mort approche, ils reviennent les uns sur les autres ; et s'ils donnent quelque trêve, les enfants restent assoupis jusqu'à ce qu'ils soient réveillés par un nouvel accès.

Il faut appliquer au plus tôt sur la nuque un vésicatoire. Ensuite :

Prenez eau de rue, trois onces ; eau épileptique de Langius et eau de brioine composée , de chacune une once ; sirop d'œillet, demi-once. Mêlezles : pour un julep , dont on donnera une cuillerée d'heure en heure , si la potion précédente n'a pas dissipé l'accès.

TOUX CONVULSIVE.

Elle se guérit par la saignée et par des purgations réitérées ; autrement il est presque impossible d'en venir à bout ; mais il ne faut employer que les plus doux purgatifs, et ne les donner même que par cuillerées, à proportion de l'âge de l'enfant.

FIÈVRE HECTIQUE.

Sans être fort échauffés, les enfants sont languissants et sans appétit ; tout leur corps s'amaigrit.

Prenez rhubarbe coupée menu, deux gros : mettez-la dans une bouteille de verre avec deux livres de petite bière, pour la boisson ordinaire du malade.

Cette bouteille étant bue, on jettera deux autres livres de petite bière sur la même rhubarbe ; ce que l'on réitérera jusqu'à trois fois. Si cette boisson devient trop purgative, après en avoir fait boire la moitié, on ajoutera de nouvelle bière à l'autre moitié.

RACHITIS.

Dans le rachitis, les parties du corps sont molles et relâchées, faibles et languissantes ; les malades sont paresseux et engourdis, et la nutrition des membres se fait inégalement. Par exemple, la tête est plus grosse qu'il ne faut, le visage plein et plus fleuri ; les parties qui sont au-dessous de la tête s'exténuent ; les jointures ont des nodus, surtout le carpe ; les extrémités des côtes sont tuméfiées ; les os se courbent, principalement le tibia et le péroné, ensuite le cubitus et le radius, quelquefois le fémur et l'humérus ; les dents poussent lentement et avec peine, sont vacillantes, noircissent et tombent par morceaux. — La poitrine est rétrécie par les côtés, éminente par devant ; le ventre est plein, les hypocondres sont tendus ; la toux et d'autres vices du poumon travaillent les malades, et ils répugnent à se coucher sur les côtés, tantôt sur le côté droit, tantôt sur le gauche.

Prenez feuilles d'absinthe commune, de petite centaurée, de marrube blanc, de germandrée, de scordium, de calament vulgaire, de matricaire, de saxifrage des prés, de mille-pertuis, de verge-d'or, de serpolet, de menthe, de sauge, de rue, de chardon-bénit, de pouliot, d'aurone, de camomille, de tanaisie et de muguet, de chacune une poignée. Toutes ces feuilles seront fraîches et coupées menu : on y joindra une livre d'axonge de porc, de suif de mouton et du vin clairet, de chacun deux livres : faites macérer le tout dans un vaisseau de terre pendant douze heures, sur les cendres chaudes; ensuite faites bouillir jusqu'à consomption d'humidité, et le coulez : pour un liniment.

On en frottera matin et soir le ventre et les hypocondres de l'enfant, et tous les membres qui sont atteints du mal, pendant trente ou quarante jours, et même jusqu'à la guérison.

Prenez des mêmes plantes ci-devant prescrites, de chacune deux poignées : faites-les infuser à froid dans suffisante quantité de bière sans houblon pour la boisson ordinaire.

Dans les tumeurs qui occupent le ventre des enfants, et qui sont causées par de trop grandes évacuations, il faut fortifier le sang et les viscères par le moyen des herbes corroboratives, comme dans le vrai rachitis, si ce n'est qu'il est à propos de frotter les aisselles, et de ne pas frotter les membres.

MALADIES CHIRURGICALES.

PIQURE DES TENDONS.

Il sort continuellement de la plaie une humeur aqueuse.

Prenez racines de lis blanc cuites et ramollies dans le lait, et ensuite pilées, quatre onces; farines de graine de lin et d'avoine, de chacune trois onces : cuisez-les en consistance de cataplasme dans le même lait où les racines ont été cuites. On appliquera matin et soir ce cataplasme sur la partie blessée.

CONTUSIONS.

On tirera dix onces de sang au bras du côté malade, et le lendemain on donnera une potion purgative ordinaire; ensuite la saignée et la purgation seront alternativement réitérées jusqu'à la guérison. Durant le traitement, si l'on a des signes de la lésion des parties internes, on prescrira les remèdes suivants :

Prenez décoction pectorale, une livre et demie; sirop violat et sirop de capillaire, de chacun deux onces : faites un apozème, dont le malade prendra une demi-livre trois fois par jour; et de plus, il avalera fréquemment une cuillerée d'huile d'amandes douces nouvellement exprimée.

Prenez huile d'amandes douces, onguent de guimauve et pommade officinale, de chacun une once; mêlez-les : pour un liniment, dont on frottera matin et soir la partie contuse, et on appliquera par-dessus une feuille de chou.

ULCÈRE DE LA VESSIE.

Avec les urines il sort un pus de mauvaise odeur, ou du sang, et quelquefois de petites écailles ou pellicules membraneuses, et comme des croûtes furfureuses : il y a de plus une continuelle dysurie, et une douleur qui ne cesse point. Lorsque l'ulcère est dans les reins, il fournit tantôt de petites caroncules, et tantôt de plus grosses; la dysurie et les douleurs laissent des intervalles; le pus est aussi plus abondant, blanc, léger, et nullement puant; les urines ressemblent à du lait, et longtemps après qu'on les a rendues, il reste au fond du vaisseau un pus qui s'en sépare.

Prenez emplâtre appelé fleur des onguents dans la pharmacopée de Londres, une drachme et demie. Faites-en neuf pilules. Le malade en prendra trois le matin, autant l'après-midi, et autant le soir; et par-dessus il avalera six cuillerées de l'eau suivante :

Prenez racines de fenouil, de consoude, d'aristoloche et de benoite, de chacune trois onces; feuilles d'aigrimoine, de mille-pertuis, de sanicle et de plantain, de chacune six poignées. Les ayant coupées menu, on les distillera avec du vin et du lait, de chacun quatre livres; et on tirera seulement quatre livres de liqueur.

Prenez racine de grande consoude et gomme arabique, de chacune une once; sucre tors, deux onces. Faites une poudre, dont le malade prendra plein une cuillerée deux fois le jour.

GALE DE LA TÊTE.

Il faut d'abord purger deux fois le malade avec une potion ordinaire; ensuite :

Prenez huile d'amandes amères, huile de laurier et cendres de feuilles d'aurone, de chacune une once; mêlez-les exactement : pour un liniment, dont on frottera toute la tête chaque matin, mettant par-dessus une vessie de porc.

Mais auparavant il faut raser tous les cheveux, et ensuite brosser la tête tous les matins.

FORMULES DE QUELQUES REMÈDES

QUI SONT LES PLUS USITÉS DANS LA PRATIQUE.

POTION PURGATIVE COMMUNE.

Prenez pulpe de tamarins, demi-once; feuilles de séné, deux gros; rhubarbe, un gros et demi : faites bouillir dans suffisante quantité d'eau que vous réduirez à trois onces; passez la liqueur, et dissolvez manne et sirop de roses solutif, de chacun une once.

POTION ÉMÉTIQUE COMMUNE.

Prenez eau de chardon-bénit, deux onces; infusion de safran des métaux, une once; sirop d'œillet, demi-once. Mêlez cela : pour un vomitif, qui sera pris à quatre heures après-midi; et chaque fois que le malade vomira, il avalera un grand verre de posset ou de petit lait.

JULEP PERLÉ.

Prenez eau de cerises noires et eau alexitère de lait, de chacune trois onces; eau de cannelle orgée, une once; perles préparées, un gros et demi; eau rose, demi-gros; sucre candi, ce qu'il en faut. Mêlez tout cela : pour un julep, dont le malade prendra quatre à cinq cuillerées dans ses défaillances.

JULEP CORDIAL.

Prenez eau de cerises noires, six onces; eau épidémique, sirop d'œillet et sirop de limon, de chacun demi-once. Mêlez tout cela : pour un julep, dont le malade prendra souvent par cuillerées.

DÉCOCTION POUR BOISSON ORDINAIRE.

Prenez racines de salsepareille, six onces; racines de squine et bois de sassafras, de chacun deux onces; réglisse, une once : faites bouillir le tout dans seize livres d'eau de fontaine pendant une demi-heure; laissez ensuite infuser pendant douze heures sur les cendres chaudes, le vaisseau bien fermé; puis faites bouillir une seconde fois jusqu'à diminution du tiers. Ayant retiré la décoction du feu, mettez-y infuser demi-once de graine d'anis; et deux heures après, coulez la liqueur; laissez-là se dépurer par résidence, et la versez ensuite dans des bouteilles de verre qui seront bien bouchées. Le malade en fera sa boisson ordinaire de trente jours.

APOZÈME APÉRITIF ET ANTISCORBUTIQUE.

Prenez racines de chiendent, de chicorée, de fenouil et d'asperge, de chacune une once; raisins de Corinthe et raisins passés sans pepins, de chacun deux onces; feuilles d'hépatique, de scolopendre et de capillaire, de chacune une poignée; feuilles de becabunga, qui ne seront ajoutées que sur la fin, deux poignées : faites bouillir le tout dans suffisante quantité d'eau qui sera réduite à deux livres; ajoutez sur la fin une demi-livre de vin du Rhin. La colature étant encore chaude, faites-y infuser pendant deux heures une poignée de cochléaria. Coulez de nouveau, et ajoutez sirop des cinq racines et sirop de suc d'orange, de chacun deux onces; eau de cannelle orgée, une once : pour un apozème, dont le malade prendra demi-livre le matin et l'après-dîner pendant quinze jours.

LOCH INCRASSANT CONTRE LA TOUX.

Prenez huile d'amandes douces, une once; des sirops de coquelicot, de pourpier et de jujubes, et du loch sain, de chacun demi-once; sucre candi, ce qu'il en faut : broyez tout cela dans un mortier de marbre pendant une heure entière, et vous aurez un loch bien mêlé, que vous garderez dans un vaisseau de terre. Le malade sucera souvent un petit bâton de réglisse trempé dans ce mélange.

LOCH PLUS INCRASSANT.

Prenez conserve de roses rouges, sirop violat et sirop diacode, de chacun une once; graines de pavot blanc, trois drachmes : broyez tout cela ensemble, et le passez par un tamis de soie; ajoutez ensuite six gouttes d'huile de noix muscade tirée par expression.

AUTRE LOCH POUR UNE FLUXION ACRE ET TÉNUE.

Prenez conserve de roses rouges, deux onces; sirop diacode et sirop de jujubes, de chacun une once; oliban, mastic et succin, de chacun un gros; huile de noix muscade tirée par expression, six gouttes. Mêlez tout cela : pour un loch, dont le malade usera souvent, et dans une cuillerée duquel on ajoutera deux fois le jour depuis huit gouttes jusqu'à douze de baume de soufre anisé.

BIÈRE PURGATIVE.

Prenez polypode de chêne, une livre; racine de rapontic, feuilles de séné et raisins secs sans pepins, de chacun demi-livre; rhubarbe concassée et raifort sauvage, de chacun trois onces; feuilles de cochléaria et de sauge, de chacune quatre poignées ; quatre oranges coupées par tranches : mettez infuser tout cela dans quarante ou cinquante livres de bière sans houblon lorsqu'elle fermente ; et quand elle sera faite, on en donnera pour boisson ordinaire, pendant quinze ou vingt jours, et surtout un verre tous les matins.

EMPLATRE HYSTÉRIQUE.

Prenez galbanum dissous dans la teinture de castoréum et ensuite coulé, trois drachmes ; gomme tacamahaca, deux drachmes. Mêlez-les ensemble : pour un emplâtre, qui sera appliqué sur le nombril.

PURGATION POUR UN PETIT ENFANT.

Prenez sirop de chicorée composé de rhubarbe, une petite cuillerée, que l'on fera avaler à l'enfant.

DÉCOCTION AMÈRE PURGATIVE.

Prenez de la décoction amère avec le séné, quatre onces ; sirop de nerprun, une once ; électuaire de suc de roses, deux gros. Mêlez tout cela : pour une potion.

LAUDANUM LIQUIDE DE L'AUTEUR.

Prenez vin d'Espagne, une livre ; opium, deux onces ; safran, une once ; cannelle et clous de gi-

rofle en poudre, de chacun un gros : mettez infuser tout cela au bain-marie pendant deux ou
trois jours, jusqu'à ce que la liqueur ait acquis
une consistance requise; coulez-la ensuite, et la
gardez pour l'usage.

FIN.

TABLE DES MATIÈRES.

CLASSE DEUXIÈME.

REMÈDES HYPOSTÉNIQUES.

Description exacte des Maladies et des Symptômes qui les accompagnent.

FIÈVRES.

EXANTHÈME.

MALADIES GÉNÉRALES.

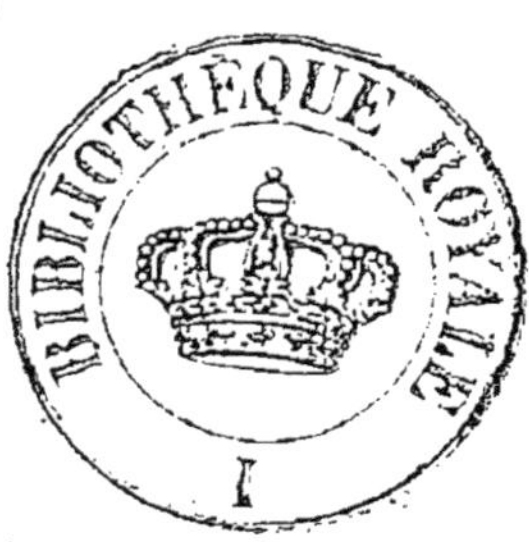

FIN DE LA TABLE.